SUR LES

ÉPITHÉLIOMAS PERFORANTS

DE LA VOUTE CRANIENNE

AVEC PROPAGATION AUX MÉNINGES ET A L'ENCÉPHALE

Épithéliomas pavimenteux d'origine tégumentaire

PAR

LE DR M.-R. BRICE

Médecin stagiaire au Val-de-Grâce.

LYON

A. REY, IMPRIMEUR DE LA FACULTÉ DE MÉDECINE

4, RUE GENTIL, 4

1895

A LA MÉMOIRE DE MES AMIS

Léopold des AULNOIS (1891)

Dr A. KOELER (1893)

Dr Paul JAEGLÉ (1895)

Dᴿ MARIE-RAOUL BRICE

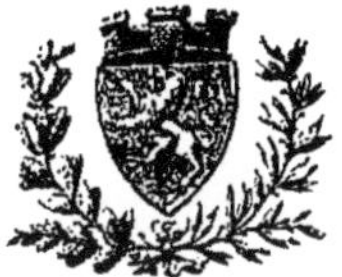

Épithéliomas

perforants

de la Voûte crânienne avec propagation

aux Méninges et à l'Encéphale

(Épithéliomas pavimenteux d'origine tégumentaire)

LYON. — A REY

SUR LES

ÉPITHÉLIOMAS PERFORANTS

DE LA VOUTE CRANIENNE

AVEC PROPAGATION AUX MÉNINGES ET A L'ENCÉPHALE

(Epithéliomas pavimenteux d'origine tégumentaire)

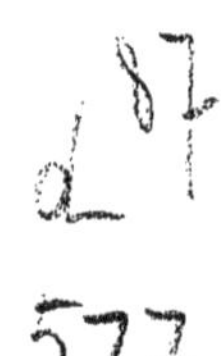

INTRODUCTION

Ce travail nous permet d'acquitter quelques dettes de reconnaissance ou tout au moins d'exprimer notre gratitude à ceux qui pendant ces trois années ont bien voulu nous abstraire, à certains instants, de l'impersonnalité où nous a mis le séjour dans une École militaire et nous témoigner quelque sympathie. Que ce premier travail qui nous procure le lieu de nos remerciements, à défaut d'autres, ait au moins ce mérite !

M. le professeur Maurice Pollosson nous a accueilli avec la plus grande bienveillance et nous a fait l'insigne honneur d'accepter la présidence de notre thèse. Nous nous souviendrons de l'habile chirurgien et du professeur éminent qui force l'admiration et l'assiduité de tous.

M. le professeur Teissier a été notre maître pendant un semestre ; il nous a été permis d'apprécier sa science dé-

licate et raisonnée, sa bonté pour ses élèves, sa sollici-
tude pour ses malades.

Nos différents stages dans les hôpitaux nous ont fait
connaître M. le professeur-agrégé Rollet à qui nous de-
vons l'observation base de cette thèse, qui nous a engagé
à en faire le point de départ de notre première manifesta-
tion médicale, et dont les conseils dévoués et répétés ne
nous ont jamais fait défaut; M. le professeur-agrégé
Devic, qui nous a donné de nombreuses marques de sympathie.

M. le médecin-major Lemoine, professeur agrégé au
Val-de-Grâce, nous a initié avec dévouement aux pre-
mières difficultés de la médecine. MM. les médecins-
majors Hassler, Benoît, Janot se sont intéressés à nous.
Qu'ils reçoivent ici nos sincères remerciements.

M. le Dr Commandeur, prosecteur à la Faculté, et
M. Bérard, interne des hôpitaux, ont mis à notre disposition avec une remarquable amabilité des documents
intéressants. Nos camarades Calais et Finck ont bien
voulu se charger de la plus grande part de nos traduc-
tions allemandes.

Enfin que nos camarades de promotion, à qui nous
sommes lié par une habitude de trois années et mieux,
par le partage de nos joies et de certaines peines, croient
à notre attachement.

SUR LES

ÉPITHÉLIOMAS PERFORANTS

DE LA VOUTE CRANIENNE

AVEC PROPAGATION AUX MÉNINGES ET A L'ENCÉPHALE

(Epithéliomas pavimenteux d'origine tégumentaire)

CHAPITRE PREMIER

A. — Généralités.

Le pronostic des épithéliomas s'aggrave des deux conséquences fatales de l'affection :

1° La propagation de la tumeur à d'autres organes : Propagation directe aux tissus voisins consistant en une infiltration épithéliale et une désorganisation consécutive (primitive pour certains) des tissus envahis ; propagation indirecte ou médiate par la voie lymphatique. Ce dernier mode, quoique moins constant que le premier, est de règle pour l'épithélioma pavimenteux et se rencontre fréquemment dans les autres sortes d'épithéliomas (Quénu) ;

2° Une sorte d'infection générale, de cause plus ou moins bien déterminée, peut-être due à la résorption de certains produits secrétés par l'épithélioma. Cette infection se manifeste par les symptômes partout décrits : amaigrissement progressif, cachexie, teinte subictérique, œdèmes passifs. Cet état général est en partie du reste une conséquence de la gravité de l'état local.

Mais bien des malades peuvent ne pas en arriver aux manifestations ultimes de l'infection cancéreuse et succomber rapidement aux suites de la propagation à des organes essentiels.

C'est donc de ce premier facteur que dépendra surtout le pronostic de l'épithélioma abandonné à lui-même : ainsi les épithéliomas de la voûte cranienne peuvent comporter l'avenir le plus fâcheux par suite de la propagation possible aux méninges et à la substance cérébrale.

La science chirurgicale possède en effet un certain nombre de cas répondant au sujet que nous venons d'indiquer : il nous a paru intéressant de réunir ces observations (auxquelles nous avons eu le bonheur d'en ajouter deux personnelles), de les étudier, d'essayer d'en tirer des conclusions symptomatologiques et thérapeutiques.

B. — De la tendance que présentent les épithéliomas de la région à sé propager aux organes profonds.

Il ne faut pas croire que tous les épithéliomas de la voûte cranienne aient indistinctement une même évolution de la superficie vers les couches profondes et deviennent tous, à des périodes variables, des tumeurs térébrantes. On peut, en effet, au point de vue clinique et anatomo-pathologique les diviser en :

Epithéliomas encapsulés ;
Epithéliomas non encapsulés.

Les premiers seraient, d'après l'opinion de Lanne-
longue sur les épithéliomas encapsulés, beaucoup plus
bénins que les seconds, et, par conséquent, n'auraient
aucune tendance à devenir intra-craniens.

Il nous a été donné pendant notre stage dans le service
de M. le professeur Poncet, d'observer deux cas bien
typiques que nous pouvons mettre en parallèle et dont les
différences nettement tranchées suffiraient à autoriser
notre division.

Le premier est un de ceux qui ont servi de base à notre
thèse. Epithélioma malin par excellence à évolution perforante rapide (7 mois) (obs. I).

Le second est un cas excessivement intéressant, classique, dans le même service de clinique, l'homme aux
tumeurs multiples et confluentes du cuir chevelu sur qui
ont hésité les meilleurs anatomo-pathologistes qui n'avaient
pu se résigner à admettre chez un malade, porteur depuis
une vingtaine d'années de nombreuses tumeurs, des
épithéliomas de nature essentiellement bénigne. Dans
ceux-ci les amas épithéliaux développés aux dépens de
kystes sébacés sont nettement encapsulés et subissent par
endroits une dégénérescence sébacée.

Ces caractères les ont fait prendre par d'autres observa-
teurs pour des cylindromes à corps oviformes répondant à
la description de Malassez. (*Arch. de physiologie normale et pathologique,* 1883, p. 125.)

M. Bard, professeur à la Faculté, en avait fait nettement des épithéliomas bénins à cellules du type sébacé et
tout récemment M. Bérard, interne des hôpitaux et chargé
du laboratoire de M. le professeur Poncet, après une étude

consciencieuse et approfondie s'est rangé à l'opinion précédente.

Nous résumerons cette observation :

Antoine O... cinquante ans. A vingt ans, apparition au-dessous du cuir chevelu de deux petites tumeurs dures, non douloureuses à la pression. Depuis cette époque, il s'en est constamment produit de nouvelles, non seulement sur le cuir chevelu, mais sur le thorax et les membres.

A trente-huit ans, première opération pratiquée par M. le professeur Gayet. Ces tumeurs s'étaient ulcérées et étaient devenues douloureuses.

En 1879, deuxième intervention (Daniel Mollière), ablation de trois tumeurs.

En 1888, ablation de huit tumeurs en deux séances (Poncet).

En 1895, nouvelle intervention (Poncet). Le malade est alors porteur d'une soixantaine de tumeurs, dont un grand nombre sont ulcérées et recouvertes de croûtes mélicériques. L'ensemble présente l'odeur fade et repoussante caractéristique. Etat général excellent. Pas de teinte cachectique. Le malade exerce sa profession de cultivateur.

Parmi les épithéliomas non encapsulés nous pourrons encore faire des différences nettes au point de vue qui nous occupe.

Certains, de petites dimensions, appelés en clinique *cancroïdes*, peuvent rester longtemps stationnaires. Cornil cite typiquement les cancroïdes du front pour leur peu de tendance à envahir les tissus voisins (*Dict. Sciences médicales*, art. CRANE). Cet état peut durer pendant des années (cas de Boyer, vingt-sept ans), mais il faut bien savoir que ces épithéliomas, sous l'influence d'un traumatisme ou d'une irritation septique, peuvent se départir de cette bénignité relative et évoluer comme les néoplasmes les plus graves.

D'autres présenteraient plutôt un envahissement en surface. Nous pourrons citer :

Heurtaux, *J. de méd. de l'Ouest*, Nantes, 1882, XVI, p. 144-147 :

Tumeur du cuir chevelu située à la région occipitale.

Thibierge, *Société française de dermatologie*, 12 avril 1894.

Epithélioma serpigineux de la région frontale.

Enfin, beaucoup d'épithéliomas perforants n'ont pas été observés pour des causes diverses au stade ultime de leur évolution que nous étudions ici.

CHAPITRE II

Historique.

L'historique de la question se ressent à la fois de la rareté des cas rentrant dans le cadre du sujet que nous traitons et de la confusion qui a si longtemps existé entre les différentes classes anatomo-pathologiques des tumeurs. Plus nous remonterons loin dans la littérature médicale, plus seront vagues les descriptions des différents néoplasmes et plus nos hésitations seront grandes. Dans certaines observations, il est très difficile de dire si l'auteur a décrit un épithélioma, un sarcome des os de la voûte, certains kystes ou même un fongus de la dure-mère.

Les études de Louis (1762) qui traitent surtout de ce dernier sujet (in *Mémoires de l'Académie Royale de Chirurgie*) et celles d'Ebermaier (1834) ne peuvent nous donner rien de certain. La seule observation ancienne que nous puissions avec quelque vraisemblance rapporter à notre sujet est celle de Kœnig publiée sous le titre de

Pustule cancéreuse (*Ephémérides des curieux de la nature*, Décade II, ann. I, n° 167.) Nous la résumons plus loin.

En 1881 Mercier-Valenton dans sa thèse sur les tumeurs malignes des os du crâne fait à peine allusion aux épithéliomas d'origine tégumentaire.

Le premier travail français sur la question fut une communication du professeur Pousson de Bordeaux à la Société de Chirurgie (juillet 1889.) Ce travail fut l'objet d'un rapport flatteur de M. Kirmisson, mais n'a jamais été publié.

Les statistiques réunies de Hale White et de Bernhardt ne comptent pas moins de 580 cas de tumeurs cérébrales primitives ou secondaires et ne citent pas d'épithéliomas perforants de la voûte.

Nous-mêmes ne pouvons citer avec certitude que les cas publiés dans différents journaux de médecine et jamais réunis : En Allemagne Nobiling (1869), Thiersch (1879), Langenbeck (1881), Czerny (1882), Braun (1891), Kronlein (1889.)

En France :

Auché (1886), Terrier (1891), Braquehaye (1891.)

Ce sont les seuls résultats qu'aient pu nous donner de longues recherches bibliographiques.

Les cas, assez nombreux du reste, où le cancer épithélial s'est étendu à l'os sans le perforer entièrement et se propager aux organes sous-jacents viendraient ajouter à cette liste. Nous renfermant strictement dans notre sujet, nous les laisserons de côté.

CHAPITRE III

Etiologie.

L'étiologie des épithéliomas de la voûte cranienne relève de l'étiologie générale de ces néoplasmes. Il est simplement à remarquer que cette région se trouve le plus souvent à découvert et par le fait même plus exposée que toute autre aux traumatismes, aux brûlures, à toutes les causes d'érosions des parties molles. Il en résulte cette irritation répétée qui est signalée par tous les auteurs comme jouant un rôle important dans l'étiologie du néoplasme épithélial. L'usage maladroit du peigne, la malpropreté du cuir chevelu, viennent encore s'ajouter à ces différentes causes.

Mais nous avons été frappé dans les divers cas que nous avons vus relatés, de ce que certaines modalités étiologiques revenaient plus fréquemment que d'autres, et nous nous sommes demandé si, d'après leur étiologie, on pouvait pronostiquer avec plus ou moins de probabilité l'avenir des épithéliomas au point de vue de la perforation ou en d'autres termes si la cause occasionnelle du néoplasme avait une influence marquée sur sa malignité.

Les épithéliomas de la voûte cranienne se développent principalement sur des loupes ou des cicatrices.

a) *Loupes.* — M. le professeur R. Tripier, dans le *Dictionnaire encyclopédique*, M. le professeur Poncet dans la thèse de Poret (Lyon, 1893) ont prouvé de façon certaine cette dégénérescence épithéliomateuse des loupes qui se produit soit aux dépens du tissu même du kyste sébacé, soit aux dépens de la peau qui les recouvre.

Or ces auteurs reconnaissent aux tumeurs de cette origine une bénignité au moins relative. Nous lisons dans le travail de Poret :

« A l'inverse de ce qui se passe pour le cancroïde primitif du cuir chevelu, le cancroïde qui se développe sur un kyste sébacé et que M. le professeur Poncet appelle secondaire par opposition au précédent ne met pas la plupart du temps en danger celui qui en est porteur. Aussi prenant en considération sa marche généralement lente, le peu de préjudice qu'elle cause le plus souvent, la guérison fréquemment complète et durable que donne l'intervention, nous faisons de la dégénérescence épithéliomateuse du cuir chevelu, au point de vue clinique, une affection de malignité relative et surtout locale. »

Cependant si l'on s'en tenait aux observations recueillies par Poret on verrait que, sur cinq cas rapportés par lui, deux ont présenté la forme perforante de l'os avec ou sans propagation (cas de Braquehaye et de Pousson.)

Pour nous qui n'avons pu trouver d'autres observations que les deux précitées où les épithéliomas de cette origine s'étaient étendus aux couches profondes sous-jacentes, nous pouvons citer par contre, outre les cas relatés par Poret, un certain nombre d'autres semblables remar-- quables par leur bénignité relative; ce qui transforme notablement la proportion.

Dolbeau. — *Gazette des hôpitaux*, 1862.

Péan. — *Leçons de clinique chirurgicale*, 1876, t. I, p. 532.

Péan.— *In* Deny et Exchaguet, *De la forcipressure*, 1875, p. 47.

Péan. — *Leçons de clinique chirurgicale*, 1876, t. I, p. 328.

Ce dernier cas présentait du reste une certaine tendance à la malignité (perforation des os jusqu'à la table interne).

Heurtaux. — *Journal de méd. de l'Ouest*, Nantes, 1882, XVI, 144-147.

Richet. — *Union médicale*, 1875.

D'autre part, si nous comparons entre eux les points de départ des divers épithéliomas perforants que nous avons réunis, nous avons la statistique suivante :

12 cas :

    Loupes. 2
    Brulûres 5
    Irritations diverses 2
    Causes inconnues. 3

b) *Brulûres* — C'est en effet sur les cicatrices de brûlures secondairement ulcérées que se développent souvent les épithéliomas.

Jauzion dans sa thèse de Paris (1876) cite par ordre de fréquence, pour la dégénérescence épithéliomateuse : les

ulcères de jambes, les brûlures, les vésicatoires, les cau-
tères, le lupus et le psoriasis. Or, il est à remarquer que le
développement des épithéliomas des cicatrices, au cuir chevelu, semble surtout se faire en profondeur avec une rapi-
dité variable, mais toujours plus considérable que celle des
épithéliomas d'origine sébacée.

Donc se méfier des épithéliomas développés sur les cicatrices (surtout dans les cas de cicatrice diffuse et adhérente que produisent les brûlures) au point de vue de la
propagation intra-cranienne.

Il n'y a pas là de règle générale. Comme preuve le cas
bénin de Berlet :

Epithélioma developpé sur une ancienne cicatrice de
brûlure au niveau du front. Pas de propagation au périoste
(*Union médicale*, 1856).

CHAPITRE IV

Symptomatologie.

Nous pouvons diviser :

1° Symptômes communs aux épithéliomas en général ;

2° Symptômes déterminés par la perforation de la voûte cranienne ;

3° Symptômes déterminés par l'extension de la tumeur aux méninges et à l'encéphale ;

1° Nous n'insisterons pas sur les premiers. Ils sont décrits partout. Nous appellerons seulement l'attention sur les deux aspects fort différents suivant lesquels se présente la tumeur. Nous en avons été particulièrement frappé dans les deux cas qui nous sont personnels. L'un présentait la *forme végétante*, l'autre la *forme rongeante*. Dans la première l'ulcération est couverte de tubercules plus ou moins volumineux, de papilles exubérantes en choux-fleurs (obs. I).

Dans la seconde (obs. II), la perte de substance se creuse, les bords sont déchiquetés, sanieux, sphacélés, sans bourgeons.

Nous rappelons pour mémoire l'éther fétide dont l'odeur repoussante et caractéristique permet à elle seule de poser le diagnostic ;

2° La perforation de la voûte cranienne par le néoplasme présente les symptômes suivants :

Dans la forme perforante on voit directement la dure-mère mise à nu. Elle paraît plus ou moins épaissie et vascularisée et l'on constate l'existence de battements synchrones avec le pouls et augmentés dans la toux et l'effort (obs. II).

Dans la forme végétante, la surface bourgeonnante est soulevée par des battements synchrones à ceux du pouls.

L'exploration avec le stylet permettrait de se rendre un compte plus exact de l'étendue des lésions. Mais elle est en général à déconseiller comme dangereuse.

Dès que l'on a constaté les symptômes précédents, il est très probable que la tumeur ne s'est pas arrêtée à ce point de sa marche envahissante et qu'il y a extension aux organes sous-jacents. Cependant Pousson *(Soc. de chirurgie,* 1889) a constaté l'intégrité de la dure-mère dans un cas d'épithélioma perforant des os de la voûte.

3° La propagation aux méninges et à l'encéphale a pour conséquence une série de phénomènes complexes que nous allons, pour plus de clarté, essayer de diviser en un certain nombre de catégories :

Disons d'abord que les symptômes auxquels nous avons affaire sont essentiellement fonctionnels comme la douleur, les contractures, les parésies ou paralysies, les troubles de la sensibilité, ou les différentes perturbations de organes des sens.

Ce qui nous frappera tout d'abord, c'est qu'il existe souvent un manque absolu de rapports entre l'étendue de la lésion et les symptômes qu'elle détermine.

1.° Dans une première classe, en effet, la caractéristique est l'absence complète de symptômes (cas de Czerny, de Terrier, Braun, obs. III, VIII et XII.)

Le cas est du reste assez fréquent pour les tumeurs cérébrales en général ainsi que l'a montré Kirmisson en 1884 à la Société de chirurgie. Cet auteur l'explique par la marche lente de l'affection et l'accoutumance du cerveau aux lésions de compression.

2° Il peut exister des symptômes cérébraux vagues, c'est-à-dire ne présentant aucune particularité suffisamment caractéristique pour en déterminer la cause [1].

Nous avons surtout en vue ici la céphalalgie. Elle peut être d'intensité plus ou moins grande, diffuse ou circonscrite. (Cas personnel, obs. II, etc.)

3° Les symptômes observés sont facilement rapportés à des accidents de compression ou à des lésions cérébrales sans qu'on puisse préciser le siège de celles-ci.

Ce sont d'abord des symptômes généraux tels que l'agitation physique et intellectuelle du malade, les insomnies et le délire, des convulsions atypiques, des maux de tête variables souvent localisés; des vomissements. On observe rarement un état somnolent et comateux.

Les troubles de la sensibilité tels que les hyperesthésies et certaines sortes d'anesthésie n'ont pas non plus

---

[1] Rappelons que l'épithélioma peut être très douloureux par lui même.

une signification bien nette et surtout une valeur bien grande au point de vue du diagnostic de l'étendue de la lésion.

On observe fréquemment la dilatation de la papille.

Un symptôme beaucoup plus difficile à interpréter est celui que nous montre le malade de l'observation II : .

La perte de l'ouïe d'un seul côté. Nous n'osons l'expliquer par la théorie émise par Ross, cet auteur en se basant sur les injections de Weber qui ont prouvé la communication de la cavité arachnoïdienne et du labyrinthe prétend que l'augmentation de pression intra-cranienne peut se faire sentir jusque dans la cavité auriculaire et provoque des troubles fonctionnels par action directe sur les organes de l'ouïe.

Rappelons enfin qu'il existe dans le cerveau une zone que l'on peut appeler zone latente[1]. Cette région est telle que la présence d'une tumeur à son niveau ne provoquera que des symptômes généraux.

Ainsi : La partie antérieure du lobe frontal (cas de Braun, Auché, etc. obs. XII et V).

La base du lobe temporal.

Presque tout le lobe occipital.

4° On a des signes nets de localisation.

Nous pouvons diviser ces signes en symptômes de localisations motrices (les plus nettes), de localisations sensi-

---

[1] Decressac, thèse de Paris, 1890.

[2] Seguin, Diagnostic dans les affections chirurgicales cérébrales *(American journal,* août, 1888).

Weir, Diagnostic des tumeurs cérébrales *(id.)*

Lépine, *Des localisations dans les maladies cérébrales*, thèse d'agrégation, 1875.

tives et sensorielles, de localisations intellectuelles. Ces derniers, à en excepter ceux des centres du langage, sont diffus et peu instructifs.

Troubles de la motilité. — Ils consistent en :

A. — Convulsions.
B. — Paralysies.

A. *Convulsions.* — En continuant à schématiser la question pour la rendre plus simple, nous envisagerons les convulsions où n'entre en jeu qu'un seul groupe de muscles, puis celles où la contraction clonique, partie d'un groupe musculaire, s'étend à tout un membre, type facial, type brachial, type crural, ou à la moitié du corps, enfin celles ou l'extension se fait à tout le corps. Ce n'est pas alors autre chose que l'épilepsie jacksonnienne classique avec ses différentes auras, la prédominance uni-latérale des symptômes et parfois la perte de connaissance (Berbez, Epilepsie jacksonnienne, *Gazette des Hôpitaux*, 1888).

Il faut noter dans ce cas l'importance qu'acquiert la connaissance du point de départ de la convulsion (signal symptôme de Seguin) dont l'observation seule pourrait seule permettre de localiser la lésion causale.

Ces convulsions ont été observées dans les cas de Kronlein (obs. XI), Rollet (obs. I), Braquehaye (obs. IV).

B. *Paralysies.* — Nous les diviserons en :

Parésies.
Paralysies temporaires post-épileptiques.
Paralysies permanentes.

En effet, les paralysies ne surviennent jamais brusquement, elles sont toujours précédées d'un certain degré de parésie qui va sans cesse en s'accentuant (obs. I).

Nous aurons aussi à constater des paralysies temporaires qui pourront survenir après les crises épileptiformes.

Enfin, nous observerons les paralysies proprement dites, s'accompagnant rarement de contractures et affectant différents types :

Le type hémiplégique qui n'est pas souvent noté (obs. I et IV). Il faut pour le produire une destruction par la tumeur de tous les centres moteurs d'un hémisphère.

Les monoplégies qui seront par contre fréquentes, monoplégie brachiale, faciale, etc.

Comme les phénomènes paralytiques dépendent des lésions provoquées par la tumeur ils s'étendront parallèlement à celle-ci. C'est ce que l'on a appelé l'extension des paralysies.

Tous ces phénomènes sont évidemment croisés.

Nous pouvons résumer brièvement les localisations morbides que l'existence de troubles paralytiques nous permettra de diagnostiquer.

Type facial. — Lésion de l'extrémité inférieure des deux circonvolutions ascendantes.

Type brachial. — Région moyenne de la frontale ascendante.

Type crural. — Région supérieure des circonvolutions ascendantes et du lobule paracentral.

Type lingual. — Région inférieure de la frontale ascendante au voisinage du pied de la troisième frontale.

Paralysie du tronc. — Lésion de la base de la première frontale et du lobule paracentral.

Mouvements conjugués de la tête et des yeux. — Lésion à cheval sur la base du sillon qui sépare la première de la deuxième frontale.

Troubles sensitifs et sensoriels. — Peut-être avons-nous tort de ranger ces troubles parmi les symptômes que l'on peut rapporter à une lésion cérébrale nette. Ils n'ont, en effet, aucune valeur pour déterminer exactement le siège du néoplasme. Ils peuvent être appelés signes de probabilité et non de certitude.

Disons seulement que la propagation de l'épithélioma au lobe occipital pourra donner de l'hémianopsie ; au lobe temporal, elle amènera parfois la perte de l'audition.

Troubles de l'intelligence. — On les rencontrera dans les lésions de la zone frontale, appelée zone intellectuelle, quelquefois dans celles de la région occipitale, jamais dans les lésions des régions motrices (Jackson.).

La perte de mémoire est notée dans l'obs. V. (Auché.)

Troubles du langage. — Ici on peut rapporter les symptômes à des lésions nettes :

L'aphémie : lésion de la circonvolution de Broca.

L'agraphie : lésion du pied de la deuxième frontale.

La surdité verbale : lésion de la première temporale.

La cécité verbale : lésion du pli courbe.

Avant de passer à la dernière catégorie de symptômes cérébraux, n'oublions pas une cause possible d'erreur [1]. Il peut y avoir de Pseudo-symptômes de localisation, c'est-

---

[1] Péan cite un cas d'hémiplégie due à une méningite purulente.

à-dire des symptômes que l'on croit pouvoir expliquer par l'existence de lésions néoplasiques bien définies et qui sont dus simplement à des altérations vasculaires déterminant le ramollissement de la région irriguée ou encore d'après Brown-Sequard à des phénomènes d'inhibition consistant en une action à distance sur les éléments nerveux.

5° *Complications*. — Il existe des symptômes d'infection méningitique et cérébrale.

La cause en est facile à expliquer : on se trouve en présence d'une tumeur ulcérée, souvent mal soignée surtout pansée d'une façon peu antiseptique, c'est une porte ouverte aux microbes de la suppuration et il survient fréquemment comme complication soit une méningite suppurée, soit des abcès intra-cérébraux (obs. I, Rollet).

Les symptômes consistent en une fièvre intense, des frissons, une violente céphalalgie, des vomissements, le ralentissement du pouls, puis au bout d'un jour ou deux, c'est-à-dire beaucoup plus rapidement que dans les cas que nous avons envisagés jusqu'à présent, éclatent de l'aphasie, des troubles paralytiques ou des contractures limitées.

Une autre complication peut être la rupture de l'artère méningée moyenne ou des sinus envahis par le néoplasme. Les épanchements sanguins qui en résultent donnent lieu aux symptômes ordinaires de compression.

En résumé, nous pouvons avoir :

1° Pas de symptômes ;

2° Des symptômes vagues ;

3° Des symptômes cérébraux sans localisation ;

4° Des symptômes dus à une localisation néoplasique facile à déterminer ;

5° Des symptômes secondaires d'abcès intracraniens ; ou de compression dus à des ruptures vasculaires.

CHAPITRE V

Diagnostic.

Nous supposerons fait le diagnostic d'épithélioma. La question est traitée dans tous les ouvrages de pathologie chirurgicale et nous n'avons pas à les reproduire. Nous nous occuperons seulement du diagnostic de l'extension de la tumeur au cerveau et à ses enveloppes.

La tâche sera facilitée par la description des symptômes que nous venons de donner.

En dehors de tout symptôme cérébral, il y a de grandes probabilités [1] pour la propagation intra-cranienne du néoplasme lorsqu'on constatera, la perforation des os de la voûte.

Nous avons vu d'ailleurs que l'absence de symptômes cérébraux n'était pas suffisante pour empêcher le diagnostic de tumeur des méninges ou du cerveau. A plus forte raison, la présence de ces symptômes nous permettra-t-elle d'assurer en toute sécurité l'existence de la pro-

[1] Malgré l'argument contraire que l'on pourrait tirer du cas de Pousson (1889).

pagation néoplasique. Enfin, dans des cas assez rares les lésions des zones motrices pourront autoriser à délimiter l'envahissement de la substance cérébrale par l'épithélioma.

Pronostic.

Le pronostic est excessivement grave. Dès que la dure-mère est atteinte par le néoplasme, c'est la mort en quelques mois, six au plus. La gravité du pronostic se complique encore de toutes les chances d'infection auxquelles est soumise une ulcération profonde, souvent insuffisamment protégée, et laissée dans un état de malpropreté dangereuse. Quand il y a abcès intra-cranien la fin ne se fait attendre que quelques jours.

Lorsqu'on est intervenu chirurgicalement on est exposé dans une proportion affligeante à des récidives sur place (voir nos différentes observations) et l'on ne parvient la plupart du temps qu'à prolonger quelque peu l'existence du malade.

CHAPITRE VI

Anatomie pathologique

Le chapitre où il est question d'anatomie pathologique sera très court : Il est inutile de revenir sur la description de l'épithélioma en général, et d'autre part le nombre des observations assez complètes pour donner une description anatomo-pathologique des lésions particulières à notre sujet est restreint. Nous ne pouvons citer que celle de Terrier où l'examen histologique de la tumeur paraît avoir été fait avec le plus grand soin, et la première de nos observations inédites où les caractères macroscopiques et microscopiques de la tumeur ont été décrits avec une grande compétence par M. Bérard.

C'est surtout sur cette dernière que repose notre description.

Nous décrirons :

A. — *Caractères microscopiques*. — Du côté des téguments, l'épithélioma présente les caractères ordinaires que nous avons déjà rappelés à propos des symptômes. Forme végétante. Forme ulcérative.

L'os est perforé sur une étendue plus ou moins grande, d'ordinaire celle d'une pièce de 1 à 2 francs. Autour de cette perforation l'os paraît raréfié et spongieux sur une large zone.

Il peut y avoir disparition complète des méninges (obs. I) ou bien la dure-mère paraît être épaissie, mate, blanchâtre, bourgeonnante. Elle est dure et criante à la section.

Lorsque l'épithélioma est propagé jusqu'à l'encéphale, la dure-mère, l'arachnoïde, la pie-mère forment une seule masse et adhèrent à la surface cérébrale envahie (voir la fig. 3). Autour de la tumeur des méninges, on note de l'œdème et un certain degré de vascularisation.

La portion cérébrale où s'est étendu le néoplasme semble grisâtre et de consistance plus dure que dans les régions saines. L'envahissement peut s'être fait en surface ou en profondeur (obs. I).

On peut noter comme complications l'envahissement des sinus, une infection secondaire ayant déterminé un abcès cérébral, etc.

B. — *Caractères microscopiques.* — On a affaire à des épithéliomas, pavimenteux lobulés soit que comme dans l'observation inédite I, le néoplasme se présente sous sa forme typique, soit qu'il offre comme dans l'observation III (Terrier) l'aspect tubulé en certains points.

Les lobules sont formés par de l'épithélium semblable à celui de l'épiderme. Cylindriques à la périphérie, les cellules se modifient de la périphérie au centre où elles deviennent les cellules plates cornées constituant le globe corné typique. On note quelques trames de tissu conjonctif plus ou moins riches en cellules fixes ou en leucocytes. Mais le point le plus intéressant est l'existence de traînées de cellules épithéliales ne présentant aucune tendance à l'évolution cornée.

Ces cellules situées à la périphérie de la tumeur infiltrent les tissus d'une façon contingente. Leur présence explique la marche envahissante du néoplasme.

Le tissu osseux présente une destruction des lamelles osseuses, et de grandes cellules analogues à celles de la moelle embryonnaire. Enfin la seule observation (obs. inédite I), que nous ayons, nous permet de décrire dans la substance cérébrale un infiltrat de cellules épithéliales d'origine malpighienne autour duquel existe une prolifération des éléments de la névroglie et une dégénérescence nette des éléments nerveux : Segmentation et rétraction de la myéline des tubes nerveux et dégénérescence granulo-graisseuse des cellules nerveuses.

CHAPITRE VII

Traitement.

La question se résume en ces propositions nettes :

1° Pas d'opération. La mort est fatale et survient à brève échéance.

2° Opération. On peut : guérir complètement le malade (excessivement rare) ou prolonger son existence du temps qui s'écoulera entre l'ablation de la tumeur et la récidive presque fatale (cas de Kronlein, Langenbeck, Braun, Thiersch, etc. [1])

Dans ces conditions, on peut tenter résolument une opération, qui par elle-même est cependant excessivement dangereuse.

Le principe est donc clairement posé ; il faut opérer le

[1] Voir Fred. A. Smith *(Lancet,* 17 septembre), Quelle est en moyenne la durée du temps écoulé entre l'opération et la récidive.

plus tôt possible toutes les fois qu'on le pourra, et l'intervention consistera en l'ablation large des tissus cancéreux. Mais où s'arrêtera-t-on dans ces interventions ? Quand sera-t-il indiqué de s'abstenir ? L'envahissement de la substance cérébrale par le néoplasme sera-t-il une contre-indication ?

Théoriquement, on sait désormais qu'avec la méthode antiseptique, le chirurgien peut avoir toutes les audaces, et que l'intervention en cas de lésions cérébrales n'est limitée que par l'ouverture large des ventricules : « Cette ouverture entraîne en effet constamment, dans un délai rapide ne dépassant pas quelques heures, la mort de l'opéré avec des phénomènes hyperthermiques et convulsifs qui semblent dus à la déperdition du liquide céphalorachidien » (Chipaut).

Une autre crainte dans les opérations sur la voûte et sur l'encéphale est causée par les hémorragies. Nous possédons des moyens d'hémostase qui nous permettent de braver les lésions des vaisseaux du diploé et de la cavité cranienne.

Grâce à l'antisepsie et à l'hémostase, il est permis d'envisager une intervention active.

Pratiquement, si nous nous en rapportons aux observations que nous avons réunies, voici ce que nous constatons : En général, les chirurgiens français ont hésité devant une opération radicale. Dans le cas d'Auché de Bordeaux, on enlève le néoplasme jusqu'à l'os, qui est nettement atteint par le processus épithéliomateux et que l'on respecte (mort trois mois après). Dans le cas rapporté par Braquehaye, la tumeur est simplement incisée et l'on recule devant une ablation complète (mort au bout d'un mois). Seule, la malade de Terrier (1891), chez qui la dure-mère était envahie, a été l'objet d'une intervention large suivie de réussite. Nous verrons plus tard que, dans les deux cas qui nous sont personnels, on n'a pu opérer pour des raisons particulières et indiscutables. Par contre, les chirurgiens allemands ont fait preuve d'une grande hardiesse et semblent en général avoir obtenu d'assez bons résultats : *a)* intervention sur la dure-mère, Czerny (obs. VIII), guérison (?) Kronlein (obs. XI). *b)* Intervention sur le cerveau. Langenbeck (obs. X), guérison (?). Braun (obs. XII, guérison). D'autre part, M. Pousson, dans sa communication à la Société de chirurgie (juillet 1889), sur les néoplasmes perforants de toute nature de la voûte cranienne montre que les demi-mesures (incision avec cautérisation, destruction par les caustiques), sont incertaines et périlleuses : 14 morts contre 5 guérisons seulement, tandis que l'intervention en compte 8 contre 22 succès.

Cependant, il faut faire certaines restrictions. On n'opèrera pas : 1º Quand l'épithélioma aura envahi la substance cérébrale sur une grande surface, ce qui sera prouvé par l'étendue des symptômes paralytiques.

2º Quand le système lymphatique voisin sera envahi secondairement et quand on aura observé la présence de ganglions indurés.

3º Quand l'état général du malade ne lui permettra pas de supporter le shock intense qui survient fréquemment (avec une intensité d'autant plus grande que l'intervention descend du cerveau antérieur à la moelle (?) Dercum).

4º Quand, avec l'impossibilité d'affronter les lambeaux anés, on ne pourra réparer la perte de substance par autoplastie [1]. Il faut, en effet, que la substance cérébrale mise à nu soit protégée et qu'elle le soit, dit Vidal, « par des chairs vivantes qui sont pour le cerveau le topique le plus doux et le plus naturel, » mais il faut rappeler ici que les épithéliomas de cette région sont le plus souvent développés sur des cicatrices ulcérées et que le tissu cicatriciel, adhérant aux parties sous-jacentes et à l'os n'a aucune qualité pour servir de greffe épidermique.

Dans les deux observations inédites que nous rapportons on n'a pu songer à pratiquer l'ablation large de la tumeur pour ces dernières raisons. Ces épithéliomas développés sur des surfaces cicatricielles étendues, de dimensions plus grandes que celles de la main, étaient inopérables. L'un des malades a été présenté à la Société des sciences médicales de Lyon, et aucun des membres présents n'a songé à élever une objection contre la non-intervention.

En somme, nous pourrons emprunter à la pathologie chirurgicale de Nélaton les phrases heureuses où il résume les indications opératoires pour le fongus de la dure-mère et dire par analogie pour les épithéliomas.

Il faut : 1° Que l'on puisse apprécier toute l'étendue de la tumeur, en déterminer avec exactitude les rapports avec les organes voisins.

2° Que les parties molles soient intactes sur une étendue qui permette de faire des lambeaux suffisants pour recouvrir la plaie qui succèdera à l'ablation de la partie dégénérée.

---

[1] Certains auteurs ont voulu protéger le cerveau par un casque en gutta-percha.

Opération. — Les règles à suivre seront semblables à celles qui guident les opérations de la chirurgie cranio-cérébrale [1].

Nous allons essayer de les rappeler d'une façon courte et précise.

1° La veille, toilette de la région. Raser les cheveux, pratiquer le dégraissage du cuir chevelu avec le savon et l'essence de térébenthine (Mac Ewen).

Laver soigneusement avec la solution phéniquée à 5/100.

Recouvrir la région avec une compresse boriquée à 4/100. Protéger par une calotte imperméable.

2° Le jour même.

Renouveler le lavage à la solution phéniquée à 5/100. Limiter le champ opératoire par des compresses bouillies aseptiques.

Anesthésie. — L'anesthésie au chloroforme est indiquée ici comme dans toutes les opérations intra-craniennes. Les hémorragies sont, en effet, redoutables et l'éther préconisé par Keen a l'inconvénient de dilater la région vasculaire périphérique. L'anémie causée par le chloroforme sera donc préférable et Horsley *(loc. cit.)* a

---

[1] On pourra se rapporter à :

Lucas Championnière, *Etude historique et clinique sur la trépanation du crâne..*

Mac Ewen, *The Lancet*, 23 mai 1885.

Horsley, *British medical journal*, 20 octobre 1886 et 27 avril 1887. Communication au Congrès de Washington, 1888.

Forgues et Reclus, *Traité de thérapeutique chirurgicale*, t. II, p. 52.

Chipaut, *Chirurgie du système nerveux*, t. I.

conseillé l'injection préalable de morphine pour augmenter la contraction des vaisseaux.

La fréquence des syncopes exige une extrême prudence
dans l'anesthésie.

Serrer le crâne avec une bande élastique pour anémier
le réseau vasculaire.

Incision. —*a)* Incision elliptique comprenant largement
toute la portion tégumentaire malsaine.

b) Enlever le tissu osseux sous-jacent et secondairement envahi. Le bistouri fort ou le thermo-cautère seront
suffisants, grâce à la raréfaction du tissu osseux et à son
état de ramollissement [1].

c) La dure-mère est adhérente ou non. Le premier cas
(signe de Roser-Braun) indique une tumeur sous-
jacente.

La partie de la dure-mère malade est prise sur des
pinces et réséquée.

Explorer la surface du cerveau, reconnaître ses modifi-
cations de forme, de consistance et de couleur.

d) Quand il y a adhérences, si ces adhérences sont dif-
fuses et étendues s'en tenir là. Si elles sont circonscrites,
pratiquer l'ablation de la dure-mère et la tumeur cérébrale.

L'antiseptique alors employé sera l'acide borique à
3/100.

---

[1] *Remarque.* — L'ablation peut être large. Pauly, en Allemagne a rapporté au 12e Congrès de chirurgie (1882) un cas où
il avait enlevé la moitié du frontal de la racine du nez au cuir
chevelu. En 1881, Langenbeck, pour un sarcôme de la voûte a
fait une brèche de 8 centimètres.

Pansement à la gaze iodoformée.

Dangers de l'opération. — 1° Shock nerveux intense particulièrement redoutable. Le combattre par les excitants.

2° Hémorragies.

Les hémorragies superficielles sont réduites à néant par la pression de la bande d'Esmark.

Celles du diploé par le mastic préconisé par Horsley :

      Paraffine et vaseline . . 50 grammes.

      Acide phénique   5   —

Celles des méninges et des sinus peuvent être arrêtées par forcipressure.

L'hémorragie de la substance cérébrale est la plus redoutable : on la combattra par le tamponnement à la gaze iodoformée ou la cautérisation au thermo-cautère (Goodlee).

3° 4° 5° L'œdème aigu du cerveau, la hernie du cerveau (Pousson, et cas de Braun, obs. XII) et la méningo-encéphalite.

Lorsque l'opération sera pour les raisons énoncées plus haut formellement contre indiquée il ne faudra pas abandonner à lui-même le porteur de l'épithélioma.

Après le traitement curatif, nous décrirons le traitement palliatif.

Traitement palliatif. — Il doit avoir deux buts :

1° Soulager la douleur ;

2° Maintenir l'ulcération épithéliomateuse dans un état de propreté chirurgicale absolue.

1° Pour remplir cette indication, on aura recours aux narcotiques, à l'opium, à la morphine que l'on donnera à doses croissantes à cause de l'accoutumance ;

2° L'ulcération sera lavée avec la solution boriquée à 4 pour 100 et recouverte de compresses boriquées. Elle sera protégée soit par un bonnet imperméable, soit par une capeline.

Il faut rejeter absolument l'emploi des topiques qui ont été trop employés autrefois. Cependant Thiersch se trouvant dans l'impossibilité d'opérer n'a pas reculé devant la cautérisation de la substance cérébrale par le chlorure de zinc et aurait obtenu un succès. (Voir obs. IX.)

Il faut simplement conclure de là à un hasard heureux.

OBSERVATIONS

Nous publions les douze observations que nous avons trouvées dans la Littérature médicale.

Nous choisissons l'ordre suivant :

1° Observations inédites (2).
2° Observations françaises (3).
3° Observations étrangères (7).

OBSERVATION I (inédite.)

Epithélioma du cuir chevelu développé sur une ancienne cicatrice de brûlure. Perforation de la voûte cranienne Propagation aux méninges et au cerveau. Mort. Autopsie. — (Observation recueillie par M. Bérard, interne des Hôpitaux dans le service de M. le professeur Poncet, suppléé par M. Etienne Rollet, agrégé.)

Nicolas F..., soixante-neuf ans, tailleur d'habits, entre à l'Hôtel-Dieu de Lyon, le 1ᵉʳ mars 1895, salle Saint-Philippe, lit n° 30, pour une tumeur ulcérée du cuir chevelu.

Antécédents héréditaires vagues : parents morts très âgés. Plusieurs sœurs ou frères bien portants.

Antécédents personnels. A l'age de trente ans, chancrelle et adénite suppurée. Syphilis peu probable.

A été soigné à l'Hôtel-Dieu il y a quinze ans pour une affection de l'estomac.

Il y a trois ans, le malade aurait été soigné pour fièvres intermittentes (?). Déjà à ce moment-là, il lui arrivait de fléchir sur les jambes et de tomber.

A l'âge de deux ans, chute dans le feu qui lui occasionne une brûlure assez étendue de la calotte cranienne et de trois doigts de la main droite : l'index dont la phalangette est un peu raccourcie, l'annulaire où l'ongle est vicieusement implanté et l'auriculaire dont il ne reste que deux phalanges.

La plaie du cuir chevelu située au niveau du vertex ne se cicatrisa jamais complétement, et pendant toute sa vie le malade présenta à ce niveau une surface ulcérée de la largeur de la paume de la main, recouverte de croûtes qu'il se gardait bien, dit-il, de jamais écorcher. Il se contentait de lotions d'eau de mauve.

Malgré cette plaie, il ne présenta jusqu'à cette année que les affections légères et indépendantes relevées plus haut.

Il y a 7 mois, en se peignant avec un démêloir en fer dont il se servait pour ramener les cheveux sur la cicatrice ulcéreuse, il enleva brusquement la croûte, ce qui causa une hémorragie assez notable.

Depuis cette époque, la surface ulcérée devint bourgeonnante, saignant facilement, laissant écouler un ichor fétide et s'étendit en forme de trèfle.

Plusieurs médecins successivement consultés prescrivirent des topiques que le malade ne peut désigner, mais dont certains devaient être irritants, car leur application détermina des douleurs assez vives.

Le malade accuse comme accidents consécutifs des bourdonnements d'oreille, des élancements peu douloureux irradiés autour de la plaie. Pas de phénomène méningitique net.

Etat actuel. — On constate sur le sommet de la région fronto-pariétale une large plaque ulcérée, à bords découpés en feuille de trèfle de 10 centimètres de côté environ. Les bords sont surélevés bourgeonneants et durs, le fond est inégal, creusé en certains points, mamelonné en d'autres, tapissé de bourgeons charnus dans l'interstice desquels se trouve un liquide louche fétide.

Au point d'attache de la folliole droite du trèfle est une surface de 2 centimètres de côté environ, plus évidée que les portions voisines et soulevée par des battements synchrones à ceux du pouls. A ce niveau, l'exploration faite à l'aide d'un stylet permet de pénétrer à une profondeur de plus de 2 centimètres sans que l'on rencontre de surface osseuse. Le malade n'accuse pendant cette investigation aucune douleur spéciale ; on n'insiste pas.

L'ensemble se continue par des tissus cicatriciels mobilisables sur les parois du crâne tandis que toute la tumeur est fixée profondément.

Ganglion préauriculaire et un ou deux ganglions parotidiens gauches envahis. Rien dans les groupes sous-occipitaux. Peut-être quelques petits ganglions dans la loge sous-maxillaire droite.

Amaigrissement assez considérable depuis deux mois.

Deux mois avant son entrée, le malade présentait déjà des symptômes cérébraux, céphalalgies, étourdissements. Parfois ses jambes fléchissaient sous lui.

Après son entrée salle Saint-Philippe, ces phénomènes persistent et à deux ou trois reprises différentes le malade chancelle et manque de tomber.

La température varie entre 37 degrés et 38 degrés avec poussées aiguës le 9 et le 21 mars (39°,6 et 38°,5).

29 mars. — Le malade a présenté pendant toute la journée des phénomènes fébriles notables, céphalalgie, soif intense, urines foncées, mais assez abondantes. Un peu de paralysie du muscle vésical : le malade perd ses urines.

Température, soir 39°3. — Le malade se lève la nuit pour uriner et brusquement ses jambes se dérobent et il tombe.

30 mars. — Diminution des phénomènes.

Température 37°6.

1er avril. — La température s'élève à 39°4.

Le malade accuse une sensation de froid. Les membres inférieurs sont animés de convulsions qu'on n'observe pas aux membres supérieurs. On a des trépidations épileptoïdes nettes dans les muscles de la cuisse, plus nets encore dans ceux de la jambe. Au dire du malade la jambe gauche est un peu paralysée.

Pas de perturbation notable de la sensibilité.

2 avril. — Les trépidations persistent surtout à gauche, quoique diminuées. Tremblements faibles des pieds.

30 avril. — Le malade est en collapsus incomplet, il réagit encore un peu aux excitations périphériques et répond, quoique lentement et avec un léger retard, lorsqu'on l'interpelle à haute voix.

A l'examen on trouve : Déviation légère conjuguée de la tête et des yeux du côté droit. Pas de paralysie de la face, ni de la langue. Parole lente, mais intelligible et sans dysarthrie.

Organes des sens supérieurs, fonctionnement normal (?).

Membres. — Hémiplégie flasque gauche remontant jusqu'au cou avec persistance des réflexes. Diminution de la sensibilité et légère augmentation de la température. A droite contracture relative.

Depuis ce matin le malade n'a pas uriné, et bien qu'il en accuse le besoin on ne perçoit pas le globe vésical au-dessus du pubis. Pas d'incontinence des matières fécales.

5 mai. — Mort dans le coma à 11 heures du matin.

Autopsie vingt-quatre heures après la mort. — La calotte cranienne est sciée circulairement et le cerveau enlevé avec elle. Du côté de la face inférieure du cerveau on voit s'écouler par l'orifice ainsi créé, au sommet du troisième ventricule qui est ouvert, une certaine quantité de pus. En cherchant à déloger le cerveau de la calotte cranienne qui le renferme, on voit que, si cela est facile pour l'hémisphère gauche, il n'en est pas de même du côté droit où l'hémisphère est adhérent tout à fait à la partie supérieure. En abaissant fortement l'hémisphère, on voit que cette adhérence se fait sur une certaine étendue au niveau du grand bord de l'hémisphère par une masse d'un tissu gris jaunâtre. Cette adhérence est détachée au doigt, ce qui permet de juger de la dureté de cette masse pourtant assez friable. On examine alors d'une part le crâne, de l'autre le cerveau.

Du côté du crâne, il existe une perforation des lames osseuses au niveau de la partie moyenne de la ligne du sinus longitudinal supérieur. Elle affleure ce sinus. Sa largeur est d'environ une pièce de 2 francs. Elle est remplie et obturée par une masse de tissu néoplasique se continuant avec la masse épithéliomateuse du cuir chevelu, et d'autre part avec le noyau néoplasique que nous décrirons tout à l'heure sur le cerveau.

Elle est comprise tout entière dans la loge droite de la calotte complètement isolée de la loge gauche par la faux du cerveau et le sinus longitudinal supérieur. Mais celui-ci n'est pas indemne, sa paroi droite a été envahie par la tumeur qui fait saillie à son intérieur sous forme d'un bourgeon gros comme un pois, dur et faisant corps avec la paroi. Son calibre paraît totalement oblitéré.

Du côté du cerveau, les méninges ont été complètement envahies et ont disparu au niveau du point où adhérait le cerveau. Celui-ci présente une masse néoplasique qui pénètre dans la substance grise et blanche, envahissant en profondeur. Ses dimensions en surface sont celles d'une pièce de 2 francs.

Il siège au niveau de la partie la plus élevée de la circonvolution frontale ascendante affleurant le sillon de Rolando sans l'envahir. Le pied de la première frontale et la partie supérieure de la frontale ascendante sont augmentés de volume et semblent œdématiés. La tumeur est un peu diffusée en surface, elle semble plonger perpendiculairement dans la masse encéphalique jusqu'à la paroi supérieure du ventricule latéral qui est envahie et où se termine la tumeur. Le ventricule latéral droit est très notablement dilaté. Ses parois, surtout la supérieure, sont amincies et sa cavité renferme une certaine quantité de liquide séro-purulent que l'on retrouve également dans le troisième ventricule, et qui s'était fait jour au début de l'autopsie par l'orifice de section de la tige pituitaire. La surface interne du ventricule latéral droit est dépolie et recouverte surtout à sa partie moyenne d'un exsudat jaunâtre sous forme d'une mince couche assez adhérente à la paroi. Le ventricule latéral gauche est sain.

Examen histologique. — On constate à la coupe que le néoplasme est constitué par des masses lobulées de cellules épithéliales
épidermiques. Ces amas très denses et séparés seulement par
quelques traînées de tissu conjonctif riche en cellules fines et en
leucocytes, évoluent pour la plupart vers la formation du globe
corné, typique. Pourtant dans les points périphériques les plus
récemment envahis, on constate simplement des boyaux de
cellules épithéliales rappelant celles de la couche fondamentale du
corps de Malpighi et infiltrant les tissus d'une façon contingente.

Au niveau de la perforation osseuse, même aspect que dans le
néoplasme des parties molles, mais avec abondance de tissu conjonctif et surtout de grandes cellules fixes allongées, parallèles aux
fibres conjonctives, comme on l'observe dans les couches externes
du périoste.

Au niveau de la substance cérébrale, infiltration de cellules épithéliales présentant les mêmes caractères que précédemment. A
l'entour les éléments de la névroglie entrent en prolifération, les
éléments nerveux présentent une dégénérescence nette : la myéline
des tubes nerveux se segmente et se transforme en boules. Les
cellules nerveuses subissent la fonte granuleuse et tendent à dis-
paraître.

Cette première observation est la plus importante de
toutes, c'est celle qui nous a poussé à rechercher les cas
analogues. Dans aucune des observations suivantes nous
ne trouverons des symptômes cérébraux aussi nets, per-
mettant de faire pendant la vie le diagnostic exact de la
localisation cérébrale de la tumeur. L'autopsie complète
et l'examen histologique approfondi lui donnent la plus
grande valeur.

Observation II (personnelle).

(Recueillie dans le service de M. le professeur Poncet.)

Epithélioma du cuir chevelu ayant perforé les os du crâne et propagé à la dure-mère. Développé sur une citratrice ulcérée de brûlure.

B... Pierre, cinquante-cinq ans, cultivateur. Entré le 9 juillet 1895, salle Saint-Philippe, lit n° 11.

Antécédents héréditaires inconnus.

Antécédents personnels. — Bonne santé habituelle. A l'âge de treize mois, chute à la renverse dans un foyer. Brûlure étendue de forme ovalaire, 10 centimètres de large sur 20 centimètres de long, allant de la région frontale à la région occipitale. Cicatrisation lente, sans phénomène particulier du côté des os. Il resta en arrière de la ligne auriculaire et au niveau de la suture sagittale une petite croûte qui n'a jamais disparu.

A l'âge de vingt ans, cette croûte avait les dimensions d'une pièce de 2 francs. Le malade a été refusé au conseil de revision.

Il y a trois ans, légère contusion au niveau de la partie antérieure de la voûte cranienne. Pas de conséquences apparentes.

En janvier 1895, le malade se plaint d'une douleur térébrante au niveau du front, surtout à gauche, en même temps qu'il constate une tuméfaction au niveau de sa cicatrice. Cette tuméfaction mal décrite par le malade, probablement due à l'infection du point imparfaitement cicatrisé, fut incisée par un médecin.

Dès lors, la plaie n'a cessé de s'accroître, surtout en profondeur, en même temps, à son niveau douleur intense, qui n'a cessé d'augmenter depuis deux mois et empêchant le malade de dormir.

Il y a trois mois, perte insensible de l'ouïe à gauche, sans douleur ni écoulement de pus, mais sifflements et bourdonnements d'oreille.

Etat actuel. — Pas d'amaigrissement marqué. Le malade n'offre pas l'aspect cachectique des cancéreux. Pas de symptôme de parésie. Aucun trouble des organes des sens, sauf de l'ouïe à gauche. Diminution de l'acuité auditive, le malade perçoit encore vaguement les sons.

Intelligence conservée.

On note une perte d'appétit survenue depuis quelques mois.

Etat local. — Sur la tête on constate l'ancienne cicatrice. La peau est luisante, rouge, adhérente aux parties profondes. La surface en est inégale et parsemée de rares cheveux.

Au centre, au point où la suture sagittale est coupée par la ligne biauriculaire antérieure, on constate une ulcération profonde de la dimension d'une pièce de 50 centimes. Cette ulcération intéresse nettement la paroi osseuse. Autour la peau est rouge, enflammée. Le bord antérieur est tomenteux, boursouflé, et présente de petits orifices d'où par pression, on fait sourdre du pus. Le bord postérieur présente une pseudo-tendance à la cicatrisation avec formation d'une croûtelle peu consistante.

On voit nettement au fond de l'ulcération, la dure-mère couverte de pus et partiellememt vascularisée. Après lavage elle semble terne et épaissie, bourgeonnante. On constate l'existence de battements que l'on perçoit d'une façon plus nette dans la toux et les efforts.

On ne peut soupçonner à la vue un envahissement néoplasique de la substance cérébrale.

Il s'exhale de l'ulcération une odeur fétide, repoussante, tout à fait caractéristique. On note un suintement au niveau des bords boursouflés de l'ulcération.

Pas de ganglions.

Pas de signes d'infection à distance.

M. le professeur Poncet juge contre-indiquée toute intervention chirurgicale et le malade quitte l'Hôtel-Dieu le 10 juillet 1895.

Observation III

Epithélioma de l'os frontal, de la dure-mère et de la faux du cerveau. Ablation de l'os malade, de la dure-mère et d'une partie de la faux du cerveau. Guérison. — Par M. F. Terrier, rédigée par MM. Leredde et Michon, internes des hôpitaux.

Marie B... âgée de cinquante-deux ans, femme de ménage. Entre le 29 mai 1891 (salle Chassaignac, lit n° 14), à l'hôpital Bichat, pour y être traitée d'une tumeur de la région frontale siégeant surtout à gauche.

Ses antécédents héréditaires sont peu intéressants. Son père est mort catarrheux à quarante-quatre ans, sa mère d'un érysipèle à cinquante-quatre ans. Elle avait onze frères et trois sœurs, tous sont morts, deux noyés, un d'apoplexie cérébrale, les autres de causes inconnues.

Antécédents personnels. — Jusqu'à l'âge de onze ans, la malade a eu de fréquentes conjonctivites et des abcès ; vers dix-neuf ou vingt ans, elle aurait eu des otites suppurées. En 1870, elle accuse une pleurésie ; depuis lors et de temps à autre quelques rhumes insignifiants.

Réglée à onze ans et toujours normalement, elle se maria en 1856, c'est-à-dire à l'âge de seize ans. Son mari était un syphilitique avéré et mourut en 1880 de ramollissement après avoir eu des signes de tabès. Mais la malade ne s'aperçut jamais d'aucun symptôme de syphilis.

En 1885 elle se maria de nouveau et son deuxième mari ne présenta jamais aucun accident spécifique. Jamais d'enfant, ni de fausse couche.

En 1878 elle eut, sans cause connue, un petit bouton sur le front, bouton qui saignait au moindre contact ; au bout de peu de temps il suppura et s'ulcéra. Mais la plaie se ferma d'elle même. En 1882, une brûlure accidentelle en ce point fit rouvrir l'ulcération ; la malade consulta alors un médecin qui ordonna de l'iodure de potassium et pansa avec de l'emplâtre de vigo. La cicatrisation se fit. Cette cicatrice avait l'étendue d'une pièce d'1 franc et était entourée d'un petit bourrelet qui disparut peu à peu. Dès lors la malade cessa tout traitement.

C'est au mois d'octobre 1890 que la lésion qui amène la malade à l'hôpital débuta par une tuméfaction située un peu au-dessous de la cicatrice du front. Peu à peu elle augmenta de façon à envahir toute la moitié gauche du front.

Aussi en mars 1891, la malade entra-t-elle à Saint-Louis dans le service du Dr E. Besnier qui pensa à une ostéo-périostite syphilitique ; un traitement fut institué : par jour, 2 cuillerées de liqueur de van Swieten et 5 à 6 grammes d'iodure de potassium.

En mai, aucune amélioration ne s'était produite ; la partie supérieure de la tumeur était un peu plus molle. L'arcade sourci-lière s'était épaissie, et empiétait davantage sur la paupière. En outre les douleurs de tête devenaient plus intenses et empêchaient la malade de dormir.

Sur les conseils de M. E. Besnier et A. Broca, la malade entre le 29 mai à l'hôpital Bichat pour se faire opérer.

On constate alors une tuméfaction occupant la moitié gauche du frontal dépassant à droite la ligne médiane, s'arrêtant en arrière immédiatement en avant de la ligne bi-auriculaire et en dehors à la limite temporale. En bas, l'arcade sourcilière est épaissie et empiète sur la portion orbitaire de la paupière, de là un certain degré de ptosis.

Cette tuméfaction fait une saillie de deux travers de doigt envi-ron. Les bords externes et internes à peu près verticaux se con-tinuent à angles mousses avec les bords supérieur et inférieur, si bien que le contour de la tumeur est arrondi. Sa surface est légèrement bosselée et présente à l'angle supérieur et interne une saillie très accentuée des dimensions d'un marron d'Inde. La peau qui recouvre la tumeur est normale avec quelques varicosités, sauf au centre où se trouve une cicatrice blanchâtre, déprimée, adhérente aux parties profondes et occupant la surface d'une pièce d'1 franc. Les cheveux recouvrent le tiers supérieur de la tumeur.

A la palpation, on sent que la tumeur est généralement fluc-tuante. Mais par places, il existe des noyaux plus durs, mobiles sous le doigt et qui semblent être des noyaux osseux. A la partie inférieure, la tumeur est assez dure, quoique se déprimant sous le doigt. En haut, et notamment vers l'angle supéro-interne, il y a une fluctuation très manifeste.

La tumeur reste entourée d'un bourrelet osseux qui est surtout saillant à droite et en bas. A ce point la pression est doulou-reuse. Dans le reste de son étendue la néoformation est indolore.

L'état général est bon. *Aucun symptôme cérébral.* Quelques maux de tête d'intensité médiocre; aucun symptôme de syphilis.

Notons en passant que la malade a de l'eczéma de l'oreille gauche et des commissures labiales et un petit lipome sur le flanc droit.

8 juin. — Pour éclairer le diagnostic, hésitant surtout entre une né ose syphilitique et une tumeur maligne du frontal, on fait avec une seringue de Pravaz une ponction exploratrice dans une partie fluctuante et kystique de la tumeur. On en retira un liquide séreux, légèrement coloré et qui fut examiné au micro-scope. Ce liquide a l'aspect de sérosités anguine, renferme de nom-breux globules rouges non altérés et diverses cellules épithéliales petites et irrégulières. (Examen fait par M. Lieffring, externe du service.)

Opération, 10 juin, par MM. F. Terrier et A. Broca.

M. Broca fait une incision dans le sens vertical, allant d'un bout à l'autre de la tumeur ; sous la peau on entre dans une masse d'ap-parence sarcomateuse et on constate que l'os est entièrement détruit. Sans rencontrer d'obstacles, le bistouri, puis le doigt vont jusqu'à la face externe du cerveau. Les loges kystiques sont indé-pendantes les unes des autres.

M. Terrier, qui assistait M. Broca, se décide à pratiquer l'extir-pation. Incision cruciale de 10 centimètres dans le sens transversal et de 12 centimètres dans le sens vertical. Puis dissection des quatre lambeaux cutanés que la tumeur n'a pas envahis. Ablation en quatre quadrants semblables de la tumeur, facile à couper aux ciseaux. La brèche osseuse a la même étendue que les incisions cutanées et comprend aussi presque toute la cavité orbitaire. On voit alors que la dure-mère est enlevée, envahie qu'elle était par le néoplasme et la pointe du lobe frontal est à nu, recouvert par la pie-mère non intéressée. Il ne se produit pas d'écoulement du liquide céphalo-rachidien, l'espace sous-arachnoïdien n'ayant pas été ouvert.

En bas, le sinus frontal est ouvert. Les bords de cette brèche osseuse sont certainement malades, mais l'os y est consistant ; aussi sur tout leur pourtour, ces bords sont réséqués encore à la pince gouge. En dedans, la ligne médiane est franchie, et l'on doit réséquer le sinus longitudinal supérieur et la faux du cerveau sur une étendue de 7 à 8 centimètres et placer une pince à pression sur chacune des extrémités de cette résection.

La section osseuse saigne beaucoup, elle est hémostasiée par de la cire vierge phéniquée et stérilisée à la chaleur. Curage de la portion visible du sinus frontal ; puis ligature avec un fil de soie sur chaque bout du sinus longitudinal et l'hémostase est ainsi fort bien assurée.

Une grosse mèche de gaze iodoformée tamponne l'orifice du sinus frontal et ressort par la branche inférieure de l'incision cruciale dont tout le reste est suturé, la peau étant directement en contact avec la pie-mère. Pansement iodoformé avec de la gaze et de la poudre.

La malade, à la fin de l'opération qui a donné beaucoup de sang a le facies pâle et le pouls petit. On fit quelques injections d'éther sous la peau.

Le chloroforme bien administré a été supporté sans alerte.

Suites de l'opération. — 10 juin. — Dans la journée, quelques vomissements, mais dès le soir la malade va beaucoup mieux, elle répond aux questions qu'on lui pose, souffre peu et n'accuse aucune paralysie dans les membres : le pouls est rapide (120 pulsations), mais bien frappé. Température, 37°,5. 30 respirations par minute. Injection d'éther et de caféine, oxygène en inhalations. Rhum, champagne.

11 juin. — La malade continue à bien aller ; pas de douleurs de tête, mais léger engourdissement dans la région antéro-externe de l'avant-bras gauche : elle serre pourtant bien de sa main gauche sans qu'on puisse noter une différence avec le côté opposé.

Matin, température 37°,8, pouls 120, respiration 24.

Soir, température 37°,7 pouls 120, respiration 21.

Même régime, plus du lait coupé d'eau de Vichy.

12 juin. Bon état. Matin, température 37°, pouls 108.

Soir, température. 37°,8. Pouls, 108.

L'engourdissement de l'avant-bras gauche persiste et on constate en effet une anesthésie cutanée, commençant en haut et à quatre travers de doigt au-dessous de l'épicondyle, recouvrant en avant et en arrière la moitié externe de l'avant-bras, de façon à cesser à peu près sur la ligne médiane. En bas, cette anesthésie existe sur le dos des deux premiers métacarpiens mais n'empiète pas en avant sur la région thénar. La sensibilité des doigts est intacte.

A droite, l'anesthésie existe aussi, mais dans une moindre étendue : il n'y a d'insensible qu'une surface ovalaire située sur le bord externe de l'avant-bras, commençant au poignet et s'arrêtant au tiers moyen de l'avant-bras.

Là où l'anesthésie existe, la peau est sèche et légèrement ridée.

Lait et bouillon.

13 juin. La malade continue à aller bien ; cependant, le matin, la température est de 38 degrés avec 108 pulsations. On refait le pansement. La gaze iodoformée est imprégnée d'un liquide séro-sanguinolent. La peau est soulevée à chaque battement cérébral ; la gaze iodoformée, qui remplit le sinus frontal, est laissée en place.

Dans la journée, la malade se trouve très bien et le soir, la température est de 37°,4 et le pouls de 108.

A partir de cette date, la malade continue à aller régulièrement bien, dormant la nuit, ne souffrant pas ; elle s'alimente avec des mets liquides, les mouvements de mastication étant encore douloureux ; la température ne s'élève pas au-dessus de 37°4, ; l'anesthésie des avant-bras persiste toujours.

13 juin. — Deuxième pansement ; on enlève quelques points de suture ; la réunion de la peau a eu lieu sur toute l'étendue ; on retire aussi une petite portion de la gaze iodoformée du sinus frontal.

A la suite de ce pansement, aucune ascension thermique.

24 juin. — Troisième pansement ; les derniers crins de la suture cutanée sont retirés, l'ablation de la gaze iodoformée est assez pénible ; elle adhère aux tissus : de là douleur assez vive pour la malade et écoulement d'environ deux petites cuillerées de sang. Le soir la température s'élève à 38°,4, mais redevient absolument normale dès le lendemain.

25 juin. — La malade se lève pour la première fois, soit quinze jours après avoir été opérée.

24 juillet. — L'état de la malade est excellent ; elle mange de bon appétit et ne souffre pas ; les plaques d'anesthésie existent encore mais sensiblement diminuées ; les mouvements de mastication ne sont plus douloureux.

Au niveau de la perte de substance osseuse, la peau est déprimée et soulevée par les battements, mais moins forts qu'au début ; l'os qui l'entoure n'est pas douloureux à la pression, sauf en deux points, à la racine du nez et à l'extrémité externe de l'arcade orbitaire gauche. Il est probable que la sensibilité de ces deux points tient à la pression exercée par le pansement qui sert à abriter les téguments, pansement consistant en une couche d'ouate maintenue par une bande de tarlatane.

Il sera donc utile d'abriter toute la région dépourvue de plan osseux par une sorte de calotte de cuir montée et rembourrée à sa face interne, de façon à éviter toute pression anormale sur les bords de la brèche osseuse.

L'examen de la tumeur fut fait avec soin par M. Lieffring. Les pièces furent aussitôt durcies dans l'alcool absolu, puis colorées au picro-carmin et à l'hématoxyline.

A. — Faible grossissement. La tumeur présente une série de boyaux d'éléments cellulaires allongés, étroits, rappelant parfois la disposition d'une glande acineuse ou tubulée. En certains points, les éléments épithéliaux néoplasiques sont accumulés en placards homogènes à bords profondément déchiquetés, en d'autres points, ils présentent une disposition réticulée.

Très nombreux au milieu des masses cellulaires, on voit des globules sphériques remarquables par certaines particularités.

Leur dimension est variable, certains semblent avoir, sous le champ du microscope (oc. 1, obj. 3), 5 millimètres, tandis que d'autres ont à peine 1 millimètre. Leur répartition n'est pas régulière, quelquefois, ils sont agglomérés en masse et se rencontrent en ces points avec toutes leur dimensions, ailleurs ils sont isolés et semblent rechercher l'extrémité des boyaux épithéliaux signalés.

La forme est exactement sphérique et se détache d'une façon très nette des éléments environnants, d'ailleurs moins réfringents. A ce grossissement, on distingue déjà leur structure striée concentrique caractéristique, à leur centre, enveloppés par la coque de strates sont des amas granuleux très réfringents, quelquefois homogènes et brillants, de dimensions variables.

Quelques globes présentent deux de ces noyaux.

Il n'est pas rare d'en voir en dehors brillants comme des perles perdues au milieu des masses épithéliales.

Les masses épithéliales présentent de nombreuses lacunes qui correspondent aux cavités kystiques que présentait la tumeur à l'examen microscopique.

Certains points ont l'aspect d'un tissu érectile. Les bords de ces cavités présentent des cellules en dégénérescence se colorant mal par le réactif. A leur intérieur, on trouve des globules sanguins altérés.

Le stratum de la tumeur est fourni de tissu conjonctif très abondant par places, s'insinuant entre les éléments néoplasiques pour les isoler. Il s'agit tantôt de tissu conjonctif embryonnaire, tantôt de tissu adulte d'aspect fasciculé et ondulé. Il est également creusé de cavités à bords nets.

Les vaisseaux ne se distinguent plus que par la présence des globules sanguins à leur intérieur, leurs parois étant entièrement envahies.

B. — Fort grossissement (oc. 3, obj. 7, Nachet).

Cellules épithéliales. — Elles sont petites, irrégulières, polydriques par pression réciproque. Elles sont parfois cylindriques sur les bords des espaces lacunaires. Leur protoplasma est très granuleux, leur noyau est peu appréciable. Disposées en amas irréguliers tubulés et lobulés comme il a été dit, elles prennent parfois une disposition concentrique présentant en quelque sorte l'ébauche d'un globe au début ; on soupçonne déjà la disposition concentrique, et la nécrose granuleuse centrale.

De cet état au complet développement du globe, on trouve tous les intermédiaires.

A l'âge adulte, le globe est formé de lamelles plates superposées concentriquement, rappelant la disposition d'un bulbe d'orchidée. Elles se colorent en rose pâle à la périphérie, et en rose jaunâtre vers la partie centrale. Elles se condensent d'autant plus qu'elles sont plus centrales et n'ont pas de noyaux (cellules cornées). Par leur ensemble elles forment une coque qui tranche nettement au milieu des autres éléments.

Au centre du globe, existent d'abondantes granulations réfringentes ne se colorant pas par l'acide osmique et se colorant faiblement par l'acide picrique. Elles semblent résulter de la dégénérescence des cellules centrales; à leur périphérie existe une limite très nette entre elles et la coque globulaire.

Les espaces lacunaires paraissent ici résulter de la dégénérescence des éléments cellulaires, les bords en effet sont déchiquetés et limités par des cellules altérées se colorant mal par les réactifs; leur intérieur contient des éléments dégénérés et des globules sanguins.

En résumé, il s'agit ici d'un épithélioma lobulé en certains points, tubulé en d'autres, présentant des globes épidermiques spéciaux rappelant ceux qu'on décrit dans l'épithélioma perlé.

Cette tumeur est encore particulière par ses nombreuses cavités hématiques et son tissu conjonctif abondant, qui peut-être en certains points a amené la nécrobiose des éléments cellulaires en les enserrant.

Observation IV

*Epithélioma du cuir chevelu ayant débuté par des loupes. —
Propagation à la voûte cranienne, aux méninges, au
cerveau. — Dégénérescence secondaire de la pointe du
cœur droit.* (Observation recueillie en 1891, par M. Braquehaye, interne des hôpitaux de Paris, dans le service de
M. le professeur Le Fort.)

L... (Louise), cinquante-six ans, couturière, entre à l'hôpital le
21 février 1891 pour une tumeur volumineuse du cuir chevelu.

Rien de particulier dans ses antécédents héréditaires, son père
est mort d'accidents pulmonaires, sa mère vit encore.

Antécédents personnels bons, excellente santé habituelle. Pas
de syphilis.

C'est il y a quatre ans qu'elle remarqua pour la première fois
qu'elle portait à la partie postérieure de la tête, sur la région supérieure et postérieure gauche du pariétal, une petite tumeur. La
malade en attribua le développement à une angine aiguë qui, par
hasard, coïncidait avec cette découverte.

Elle n'y prit pas garde. Cette tumeur était, nous affirme-telle,
petite, dure et mobile. Elle grossit très peu pendant plusieurs
années. Vers le mois de juin 1890 apparaissent trois nouvelles
tumeurs qui coïncidèrent avec de violentes coliques. De ces trois
tumeurs l'une était symétrique à celle que nous avons signalée
plus haut. Les deux autres également symétriques entre elles
s'étendaient de chaque côté de la ligne médiane aux environs du
bregma. Depuis cette époque les deux tumeurs situées en arrière
n'augmentèrent que faiblement, tandis que les deux antérieures se
soudaient bientôt sur la ligne médiane. Mais c'est surtout depuis
le mois de novembre que l'évolution en devint rapide. A cette
époque elle eut une affection aiguë s'accompagnant de fièvre,
de délire, de diarrhée et même, assure la malade, de conges-
tion pulmonaire. Peut-être était-ce une dothiénentérie, car la

malade garda le lit pendant plus de deux mois. Pendant tout ce temps elle maigrissait d'une façon notable. Elle accusait en même temps des troubles nerveux bizarres du côté des mains. La main gauche et les trois doigts du milieu de la main droite devenaient inhabiles à saisir les objets. La main gauche conservait sa coloration normale et même se cyanosait légèrement, tandis que les trois doigts du milieu de la main droite étaient ischémiés. Ces accès duraient peu, cinq minutes environ et survenaient irrégulièrement, mais surtout lorsque la malade se couchait sur son côté droit. L'immersion des doigts dans l'eau froide n'avait aucune influence sur ce phénomène.

A son entrée dans le service, on trouve, en avant, une tumeur saillante du volume du poing, superficiellement ulcérée dans sa partie la plus élevée. Elle était irrégulière, lobulée, de consistance inégale, très dure sur certains points, fluctuante sur d'autres. La peau qui la recouvrait était rouge, violacée, adhérente. La tumeur adhérait à l'os sous-jacent. Elle était le siège de douleurs lancinantes, fort vives, irradiées dans les tempes et l'oreille droite. On sentait un ganglion dans la région cervicale droite, mais il avait bien diminué, nous affirmait la malade, depuis que la tumeur s'était ulcérée et avait laissé s'écouler du pus. Elle avait aussi un ganglion préauriculaire qui a disparu depuis.

Cette tumeur fut incisée sur un des points douloureux et fluctuant. Il s'en écoula un pus épais, granuleux et sanguinolent. Les deux autres tumeurs situées symétriquement à la partie postérieure étaient mobiles à la fois sur le crâne et le cuir chevelu. Elles étaient assez sensibles à la pression. Elles avaient environ le volume d'une petite noix.

Etat général assez bon, intelligence intacte, pas d'embarras de la parole. Sensibilité normale, rien au cœur.

25 février. — Elle a brusquement une hémiplégie gauche, accusée surtout aux membres, mais très nette aussi à la face. Facial supérieur intact.

10 mars. — Apparition d'une escarre sacrée. Douleurs vives dans la nuque et le membre supérieur jusque dans les doigts.

13 mars. — Convulsions épileptiformes partielles, localisées à

la zone paralysée avec conservation de l'intelligence et de la parole. Durée de l'attaque : vingt minutes environ.

19 mars. — La malade maigrit, prend peu à peu le facies c..-chectique. Elle dort presque constamment la tête et les yeux tournés à droite. Intelligence encore complète. Pas de troubles de la parole. A partir du 24 mars, délire assez bruyant, la tumeur ulcérée suppure abondamment. A partir du 8 avril, incontinence absolue des matières et de l'urine. Soif insatiable. L'ulcération de la tumeur est profonde et mène sur l'os dénudé, ulcéré à son centre sur un tissu plus mou, sans doute le cerveau doublé de ses enveloppes. Le 16 avril la malade entre en collapsus après une nuit plus bruyante que de coutume. Elle meurt dans la soirée.

Autopsie. — Le cadavre n'offre rien de particulier à la vue. Sur le crâne, au milieu du bregma, un peu à droite, on voit la tumeur principale, saillante, creusée profondément à son centre. En arrière on trouve les deux tumeurs précédemment décrites, un peu ramollies.

Pas de ganglions dans la région préauriculaire ou cervicale.

Lorsqu'on essaie d'entamer avec le scalpel l'épicrâne, on le trouve très épais et de consistance cartilagineuse. Il adhère intimement à l'os sous-jacent.

Le frontal et les pariétaux sont rugueux sur une grande étendue. Faisant à la scie une section transversale, on trouve les parois craniennes très épaisses. Aucune trace de diploé. Sutures fronto-pariétales à peine reconnaissables. Sur cette dernière, à droite, perforation osseuse entourée d'une large zone d'os raréfié, spongieux. La calotte cranienne adhère sur plusieurs points : 1° à gauche de la faux du cerveau sur une ligne longitudinale parallèle au sinus longitudinal supérieur ; 2° à droite adhérences larges au niveau de la tumeur principale. Thrombose vers la partie moyenne du sinus longitudinal supérieur.

La dure-mère à gauche a encore conservé son aspect brillant et nacré, mais à droite elle est très épaissie, blanchâtre, mate, criant à la section. Elle est surtout épaisse et bourgeonnante à droite sur presque toute la région correspondant à la voûte. Toutes les autres membranes, arachnoïde et pie-mère sont également très épaissies au voisinage de la tumeur. Elles sont très injectées et œdémateuses. L'hémisphère cérébral paraît sain à gauche, mais à droite il est largement envahi par la tumeur, au niveau de l'ulcération osseuse. A ce niveau, la substance cérébrale à laquelle adhérent des membranes est grisâtre, de consislance plus dure que dans les régions saines. En profondeur la tumeur atteint à peine un demi-centimètre. Les lésions siègent près de la zone rolandique et avant d'elle vers son tiers moyen. Les autres parties semblent saines.

Autres organes. — Noyau de dégénerescence secondaire au cœur.

Fibromyome utérin.

L'examen histologique de la tumeur démontre qu'il s'agit d'un épithélioma.

OBSERVATION V

(Journal de médecine de Bordeaux, 12 septembre 1886.)

Cancer encéphaloïde du front; perforation du frontal; propagation au lobe frontal droit, par M. Auché.

Mme G... Marie, sans profession, âgée de soixante-deux ans, entre salle 9, lit 27, le 4 septembre 1885, pour faire traiter une volumineuse tumeur qu'elle porte au niveau de la portion latérale droite du front.

Elle fournit peu de renseignements sur ses antécédents héréditaires et personnels. Ses parents sont morts âgés. Réglée pour la première fois à quatorze ans, elle a eu quatre enfants : deux ne sont pas venus à terme, un autre est mort à trois mois et le quatrième âgé de quarante-deux ans, se porte bien. Elle n'a jamais eu de maladie grave et a cessé d'avoir ses règles vers l'âge de cinquante ans.

Il y a une vingtaine d'années, elle eut une violente contusion de la partie supérieure et droite de la région frontale. Quelques mois après, il apparaissait, à peu près au même endroit, une petite tumeur du volume d'un pois, assez résistante, non douloureuse et mobile sous la peau. Elle augmenta progressivement de volume jusqu'à l'année dernière. Elle avait alors à peu près les dimensions d'un gros œuf de poule.

La malade entra à l'hôpital, où on lui enleva sa tumeur. La cicatrice fut complète au bout d'un mois. Mme G... sortit alors de l'hôpital, tout en conservant un petit noyau induré, du volume d'une noisette et situé au siège de l'ancienne lésion.

Un an plus tard, il apparut au-dessus du sourcil, au-dessous du noyau précédent une tumeur oblongue allongée de la racine du nez jusqu'au côté externe de l'œil droit. La lésion progressa, augmenta de volume, et le 4 septembre 1885, au moment de sa nouvelle admission à l'hôpital, Mme G... se présente dans l'état suivant :

Elle a, sur la partie latérale droite du front, une tumeur violacée, parsemée de bosselures à sa surface, du volume du poing, présentant vers son centre une ulcération de la largeur d'une pièce d'1 franc, par laquelle s'écoule un liquide sanieux et infect. Sa consistance est uniformément molle; sa base d'implantation est très large et occupe une surface arrondie de 6 à 8 centimètres de diamètre. Elle est très adhérente aux plans sous-jacents et paraît être reliée au frontal. Elle est le siège d'une douleur sourde, qu'exaspère la pression. La malade sent son œil se mouvoir en arrière de la tumeur, qui descend jusqu'au niveau de la paupière inférieure. Il n'y a pas de ganglions.

Le poumon, le foie, le squelette sont sains.

18 septembre. — M. le Dr Demons fait au thermocautère une large ablation de la tumeur. La plaie se cicatrise mal, et la lésion ne tarde pas à se reproduire.

24 novembre. — La tumeur nouvelle présente les caractères suivants : de la racine du nez et de la partie médiane du front part une tumeur comprenant toute la hauteur du front, à partir du rebord orbitaire jusqu'à 15 millimètre de la naissance des cheveux et s'étendant d'autre part jusqu'à la fosse temporale droite. Elle est très saillante, de forme ovalaire, peu douloureuse, d'une coloration rouge foncé, violacée en certains points, saignant au moindre contact et sécrétant une sérosité sanieuse très abondante. La pau-

pière supérieure, d'une coloration violacée, est abaissée sur le globe oculaire et à peu près immobile. L'œil, projeté en avant, est fortement congestionné ; toutefois, il est encore mobile et suit bien les mouvements de l'autre œil. La cornée est ulcérée, l'iris fait hernie. La vision est complètement détruite. De temps en temps, des élancements douloureux se produisent dans cet œil. L'œil gauche n'offre pas de lésions.

29 novembre. — On fait l'ablation de la tumeur au thermo-cautère; on ne touche pas au frontal, très profondément altéré et envahi par le néoplasme. L'hémostase est difficile, mais rendue complète par l'application sur les parties saignantes d'une mince couche de cire molle.

Cette fois encore, la plaie ne se cicatrise pas, et la tumeur ne tarde pas à reparaître aussi volumineuse qu'avant l'opération.

Dès la fin du mois de janvier 1886, Mme G... présente des signes d'hallucinations de la vue. A partir du 8 février, il vient s'y ajouter quelques troubles de la mémoire.

17 février. — Le malade tombe dans un coma à peu près absolu qui dure trente-six heures.

21 février. — La malade retombe dans un état comateux et expire quatre jours après.

Autopsie. — On constate sur la partie latérale droite du front la présence d'une vaste tumeur ulcérée, fongueuse, sanieuse, s'éten-dant de la naissance des cheveux jusqu'à la paupière supérieure, dans un sens, et, dans l'autre sens, de la fosse temporale droite, jusqu'à 2 centimètres de la ligne médiane du front, qu'elle dépasse vers le côté gauche. Elle adhère fortement aux parties profondes et ne peut être séparée du frontal, qui est perforé au centre de la tumeur, sur une surface à peu près arrondie et dans une étendue de 5 centimètres de diamètre.

Sur le trajet de la branche antérieure de la méningée moyenne du côté gauche, existent quatre ou cinq petits îlots recouverts d'une substance molle, blanchâtre, tout à fait semblable au tissu de la tumeur frontale. Deux de ces îlots sont surtout apparents; ils sont situés, l'un, le plus volumineux, sur le trajet de la branche prin-cipale et à 4 centimètres au-dessus du bord supérieur de la perforation du frontal ; l'autre, à peu près au même niveau, sur une ramification de cette artère. Le premier est grand comme une pièce de 50 centimes. Sur ces deux points, l'os est légèrement ulcéré.

La paroi supérieure de l'orbite est envahie presque dans sa totalité. Sur plusieurs points, l'os est complètement détruit et la tumeur fait hernie dans la cavité orbitaire, qui est encore saine sur ses faces latérales et inférieures. L'œil est un peu comprimé, mais ne paraît pas atteint par la lésion. Le sinus frontal est envahi; les cavités nasales sont saines.

La dure-mère est ulcérée sur une étendue égale à celle du frontal. Partout ailleurs, elle est saine ou à peu près.

La pie-mère est épaissie, opaque, et contient du pus dans une étendue de 5-6 centimètres tout autour de la tumeur. Elle est un peu congestionnée dans le reste de son étendue.

Le cerveau est atteint dans tout le sommet du lobe frontal du côté droit. La tumeur est très adhérente au parenchyme cérébral, et lorsqu'on veut l'en détacher, elle entraîne de grands lambeaux de substance nerveuse. L'ulcération ainsi produite à la surface du cerveau comprend le sommet du lobe frontal et s'étend jusque vers la partie moyenne des circonvolutions frontales.

Tous les autres viscères sont sains.

OBSERVATION VI (résumée).

(Koenig, Éphémerides des curieux de la nature,
décade II, ann. I, n° 167.)

Femme, quarante ans.

Pustule cancéreuse sur le muscle temporal gauche.

Extirpation. On trouve le crâne carié. Cautérisation.

La perforation cranienne augmenta et permit de voir la dure-mère avec ses battements. Il parut au centre de cette membrane une tache blanche : on y mit de l'alun calciné. Par l'ouverture qui se fit, expansion de la grosseur d'une |pomme ; on enleva des parties osseuses à la périphérie. Assoupissement. Mort de méningite.

OBSERVATION VII (résumée).

(Par Lœsschen) — Nobiling (Buhl).

Épithélioma du cuir chevelu et de l'encéphale.

A l'âge de deux ans et demi, brûlure étendue des téguments du crâne.

Sur la cicatrice, développement d'un cancer intéressant la peau, l'os et la dure-mère. Propagation au cerveau et mort par paralysie. *(Bayerisches ärztliches Intelligenzblatt,* 1869, n° 1.)

OBSERVATION VIII (résumée).

Czerny *in* Henck, Zur Extirpation der malignen Schädelgeschwulste *(Berliner klinische Wochenschrift,* 1882, p. 249 et 273.)

Femme, soixante-quatre ans.

Epithélioma sur le côté gauche du frontal avec petite perforation osseuse en un point où l'on sent les battements cérébraux.

Pas de symptômes cérébraux.

Résection de toutes les parties molles correspondantes d'une pièce cranienne de 3 centimètres sur 4 et d'une pièce de dure-mère de 2 cm. 03 de diamètre. Fermeture de la plaie à l'aide d'un lambeau de parties molles, pris au-dessus de l'oreille gauche.

Au bout de quinze jours, la plaie est cicatrisée. Pas de symptômes de hernie cérébrale, mais battements marqués au niveau de la perte de substance.

OBSERVATION IX

Un cas de cautérisation du cerveau, par H. Thiersch *(Verhandlung der deutschen Gesellschaft für Chirurgie, 1879, VIII*e congrès, I, p. 120).

Malade présentant un cancer récidivant de la peau du front, à marche tellement envahissante que toute intervention sanglante fut jugée impossible.

Application sur la surface néoplasique d'une épaisseur d'1/2 centimètre de Canquoin. Pendant les premiers jours, violentes douleurs comme auparavant, mais elles disparaissent complètement et, au bout de quelques mois, l'escarre peut être enlevée.

Au-dessous se trouvait une surface bourgeonnante, sauf à la partie centrale sur une surface de 5 centimètres de diamètre.

A aucun moment la patiente n'a présenté de phénomènes cérébraux.

L'escarre a les dimensions d'une soucoupe et sa partie moyenne est formée par l'os perforé par l'extension néoplasique. A la surface interne de l'os, la dure-mère à laquelle est adhérente une masse de tissus d'une épaisseur de 2 à 3 millimètres qui, au microscope, est de l'écorce cérébrale.

Il y a huit mois que cette escarre est enlevée. Le cerveau dénudé granule, protégé sous une plaque métallique.

La malade se trouve bien et cependant autour de la cicatrice se montrent quelques points de récidive.

OBSERVATION X

Cancroïde du front en 1868, première extirpation en 1874. — Récidive sur place avec propagation à l'os en 1878. — Ablation d'une rondelle osseuse 1879. — Envahissement de la dure-mère en 1881. — Ablation incomplète qui permet de constater la propagation au cerveau. — Chute avec escarre cérébrale. — Amélioration nette. (Von Langenbeck, Verhandlung der deutschen Gesellschaf fûr Chirurgie, 1881, X⁰ congrès, livre I, page 16).

Charlotte S..., de Zeitz, soixante ans.

En 1868 cancroïde au niveau de la bosse frontale droite qu'elle attribue à une érosion répétée causée par l'usage du peigne.

Pas de maladies antérieures. Bonne santé habituelle.

En 1874 on lui enleva ce cancroïde, l'os parut sain et la plaie se cicatrisa convenablement.

En octobre 1878, récidive sur la cicatrice.

Lorsque la malade en mai 1879 revint à la clinique on constata une ulcération occupant toute la cicatrice et entourée de bords calleux. Cette ulcération s'étendait de la bosse frontale jusqu'aux sourcils. A l'extirpation on reconnut que l'os était malade, on l'enleva sur une surface d'environ 1 mark et l'on mit à nu les méninges. La guérison survint sans fièvre, mais la malade quitta l'établissement avant que la cicatrisation ne soit complète.

Le 18 février 1881 elle revient à la clinique avec sa plaie non cicatrisée et sur laquelle la tumeur récidivait.

Le côté droit de l'os frontal est occupé par une ulcération de la grandeur de la paume de la main, présentant par endroit des points cicatriciels. L'ulcération présente à sa périphérie des nodules durs qui s'étendent en haut jusqu'au cuir chevelu, au bas jusqu'au bord de l'orbite, à gauche au delà de la glabelle jusqu'à l'autre côté du front.

La malade se plaint de picotements et de sensations continues de brûlure dans la tumeur ; de temps en temps et surtout la nuit de violents maux de tête.

Comme en 1879 dans la deuxième intervention la dure-mère avait été mise à nu et qu'on pouvait supposer un envahissement de celle-ci, je ne songeai pas à pratiquer une nouvelle intervention. Mais la malade souffrait tellement et réclamait si instamment l'opération que le 23 février j'extirpai la tumeur de la même manière qu'en 1879. La tumeur fut circonscrite par une incision, le péricrâne détaché du crâne sain jusqu'à ce que j'arrivai à l'os malade. Je l'enlevai soit à la gouge, soit avec l'ostéotome de Mathieu dont une des branches fut passée entre la dure-mère et l'os. Toute la dure-mère malade sur la surface correspondant à l'os enlevé fut sectionnée à l'aide de ciseaux. Mais je constatai que la tumeur avait traversé la dure-mère et atteint la pie-mère et la substance cérébrale. Nous la laissâmes dans cet état avec l'intention de détruire ce qui restait par cautérisation. L'opération fut faite sous le spray ; la perte de substance recouverte de pommade boriquée et protégée par un pansement de Lister. Lorsque la malade revint à elle, elle vomit deux fois, se trouvait du reste très bien et très consciente d'elle-même. Température 35°9. Pouls normal. Pas de signes de paralysie à ce moment, ni jusqu'à présent.

24 février. — Premier pansement, la plaie se montre remplie d'un caillot de sang très adhérent que nous nous gardâmes bien d'enlever. Température 37°2, p. 100.

Jusqu'au 26 février ascension de la température sans aucun malaise jusqu'à 38 degrés.

Puis de nouveau chute.

Le huitième jour après l'opération le caillot de sang commença à se détacher et le dixième jour il fut enlevé avec la pie-mère, et une tranche de substance cérébrale de l'épaisseur d'un dos de couteau. A ce moment la plaie cérébrale était couverte de granulations. A part quelques douleurs dans la région occipitale; le bien-être de la malade ne se trouva pas modifié.

Depuis le 4 mars, température entre 36°5 et 37°5, l'appétit est bon ; la malade veut se lever. La plaie se remplit de granulations et diminue rapidement. Jusqu'à présent pas de récidive. Il semble seulement dans ces derniers temps que l'œil proémine d'une façon significative. Mais il me semble possible que cette exophtalmie soit due à la marche de la cicatrisation dans l'orbite. Du reste, l'état local et l'état général de la malade ne laissent rien à désirer.

Observation XI

Cancer ulcéré du front ayant envahi l'os chez une femme. —
— Ablation. — Quatre opérations ultérieures. — Atta-
ques épileptiformes fébriles. — (Krönlein, Correspondenz
Blatt f. Schweitzer Aertze, numéro 46, p. 499, 15 août 1889).

K... Barbara; tordeuse de soie.

Cancer du front, ulcéré avec propagation à l'os ayant nécessité dans une première extirpation l'ablation d'une partie du frontal (16 novembre 1888).

Depuis récidives locales continuelles qui réclamèrent quatre interventions chirurgicales : le 17 décembre 1888; 22 janvier, 16 février, 23 mars 1889.

Avant la première de ces opérations pour récidive il se produisit des symptômes cérébraux. Pendant trois jours la température fut de 45°5. En même temps attaques épileptiformes suivies de plusieurs heures d'état comateux.

Ces symptômes disparurent rapidement après l'ablation de la partie de l'os nouvellement envahie.

Dans les opérations suivantes on constata la présence sur la dure-mère de granulations suspectes. La brèche osseuse fut agrandie et en prenant les précautions nécessaires pour épargner le sinus longitudinal, on détruisit la dure-mère au thermocautère.

A la dernière récidive on note une propagation du néoplasme dans l'orbite au niveau de l'angle interne de l'œil.

Les symptômes cérébraux qui persistaient jusqu'à la deuxième intervention se sont rapidement amendés et ont complètement et définitivement disparu.

La perte de substance au niveau de l'os et des parties molles fut réparée par autoplastie.

Observation XII

A trois ans et demi, brûlure du front ; à douze ans, traumatisme déterminant l'ulcération de la cicatrice, épithélioma développé sur l'ulcération, perforation de la voûte, propagation au cerveau. — Opérations successives. — Ablation du néoplasme des parties molles, agrandissement de la brèche osseuse, ablation de la portion cérébrale envahie. Guérison (?). Pas de symptômes cérébraux. — (Braun, Arch. für klin. Chir., XIV, I,)

X., jeune fille, quatorze ans.

A deux ans et demi, brûlure étendue, causée par un jet d'eau chaude sur le côté droit de la tête. Guérison avec cicatrice plane.

Il y a deux ans, coup de pantoufle à cet endroit. A la suite, ulcération à la marche envahissante.

Il y a un an, on tenta des greffes épidermiques sans succès.

A l'entrée de cette enfant, 19 mai 1891, on note de l'anémie et les stigmates d'une mauvaise nutrition.

Sur le côté droit de la tête, on constate une tumeur à surface colorée, s'étendant du rebord orbitaire au cuir chevelu, dépassant la ligne médiane de plus d'1 centimètre et aboutissant en dehors, à l'extrémité de la conque.

Au milieu de la tumeur, une surface d'environ une pièce d'1 franc, couverte de débris de tissus sphacélés et de pus fétide, montrait des pulsations cérébrales très nettes. Pas de ganglions au cou.

L'examen histologique d'une petite portion excisée de la tumeur montra qu'il s'agissait d'un cancer épithélial.

Malgré l'extension de la tumeur, je tentai l'intervention radicale, quoique dangereuse, persuadé que si on abandonnait les choses à elles-mêmes, c'était la mort à bref délai. Comme on pouvait avoir à enlever une portion du cerveau à cause de l'extension probable aux méninges, je jugeai bon d'opérer en deux fois.

Le 30 mai 1891, j'enlevai les parties ulcérées avec la curette tranchante jusqu'à l'os, qui présentait une perforation de la dimension d'une pièce d'1 franc.

Lavage au sublimé. Pansement à la gaze iodoformée. Ce même pansement est renouvelé le 2 et le 4 juin et, la plaie étant bien détergée, j'entreprends, le 6 juin, la deuxième partie de l'opération.

Je séparai de l'os le reste de la tumeur et j'enlevai la portion d'os environnant la perforation sur une circonférence d'environ 1/2 centimètre jusqu'à la dure-mère et je grattai la zone environnante. La région ainsi privée de parties molles mesurait de haut en bas 11 cm. 5, de droite à gauche 10 cm. 5. Une hémorragie assez forte se produisit à la suite de l'ouverture de la méningée moyenne; elle ne put être arrêtée que par un tamponnement à la gaze iodoformée et obligea à suspendre l'opération pour ne pas affaiblir par trop la malade déjà bien abattue.

Pas de fièvre. Pas d'hémorragie secondaire. Quand la malade fut un peu remise, le 18 juin, on tenta une nouvelle intervention. On élargit encore la brèche osseuse, mais le sinus longitudinal fut ouvert d'un côté pendant ce temps. On arrêta le sang d'abord par pression digitale, puis par tamponnement à la gaze iodoformée.

La dure-mère fut alors incisée suivant une surface égale à celle de l'ouverture osseuse (diamètre d'environ 6 cm. 5). Les vaisseaux de la pie-mère furent liés au catgut et on enleva la profondeur d'un demi-centimètre de substance cérébrale envahie à l'aide d'un thermo-cautère manœuvré lentement. Pas d'hémorragie.

La portion cérébrale incisée a 3 cm. 5 de hauteur sur 4 de large. La portion ainsi blessée fut recouverte de gaze iodoformée et l'on appliqua un pansement occlusif. Cette fois encore, la malade n'eut pas de maux de tête après l'opération et présenta seulement de violents vomissements.

Lorsque, quatre jours après l'opération, on renouvela le pansement pour la première fois, il y avait un certain degré de hernie cérébrale dans toute l'étendue de la région privée de la dure-mère.

Cette hernie était recouverte d'une sorte d'exsudat lardacé, facile
à enlever et présentait des pulsations intenses. Elle subsista longtemps ainsi, mais, fin juillet, elle se mit à rétrocéder sérieusement.
A ce moment, se montra un semis de granulations indurées au
point même où la méningée moyenne avait été blessée. Cela pa-
raissait un point de récidive comme le confirma l'examen microscopique. Aussi, le 4 août, on releva encore une bordure osseuse
d'1 centimètre, un excès de la dure-mère correspondante, ainsi que
la masse granuleuse et la substance cérébrale avoisinante, quoi-
qu'elle parût normale. Pas de réaction.

La hernie cérébrale se réduisait toujours de plus en plus et avait
presque complètement disparu le 27 août.

En octobre, nouvelle extirpation d'un point de récidive suppo-
sée auquel on ne put rien trouver de néoplasique. Comme il n'y
avait pas de récidive dans les mois suivants, j'eus l'idée d'obturer
la perte de substance osseuse.

Le 6 janvier 1892, je rafraîchis au thermo-cautère, toute la
surface cérébrale dénudée. Pour accélérer, dans une certaine me-
sure, la chute de l'escarre, on la recouvrit de pommade boriquée.
Cette application fit souffrir la malade et, les jours suivants, elle
eut des maux de tête, une syncope, et sa température monta à
38°7, tandis que le cerveau reprenait des tendances à la hernie.

Toutefois, ces symptômes alarmants rétrocédèrent graduellement
et, le 23 février, on pouvait entreprendre la restauration ostéo-
plastique de la perte de substance osseuse (7 centimètres de hauteur sur 8 centimètres de large). Tout d'abord la mince couche
épidermique qui s'était formée sur le cerveau fut enlevée, puis on
excisa an lambeau de peau qui recouvrait encore à moitié la perforation ainsi qu'une bandelette osseuse étroite. Ce lambeau fut
assujetti à deux autres en forme de pont et obtenus par deux
incisions, l'une supérieure, l'autre médiane. Deux parcelles osseuses d'environ 3 centimètres de long sur 2 de large, furent
poussées sous les lambeaux cutanés au niveau de la perforation.

Ils s'y greffèrent solidement. Pendant une quinzaine de jours,
il y eut un peu de fièvre.

Comme la partie restante du temporal ne se couvrait que lente ment de bourgeons charnus, on dut le 9 avril 1891, faire des greffes de Thiersch pour combler le grand vide causé par la prise du lambeau. Toutes ces greffes réussirent. La malade quitta le service le 9 mai 1892, complètement guérie.

Ce cas typique nous montre que l'intervention sur la substance cérébrale peut être large et répétée. Il suffirait à justifier les indications du traitement curatif.

Figures de l'observation I

(Observation inédite)

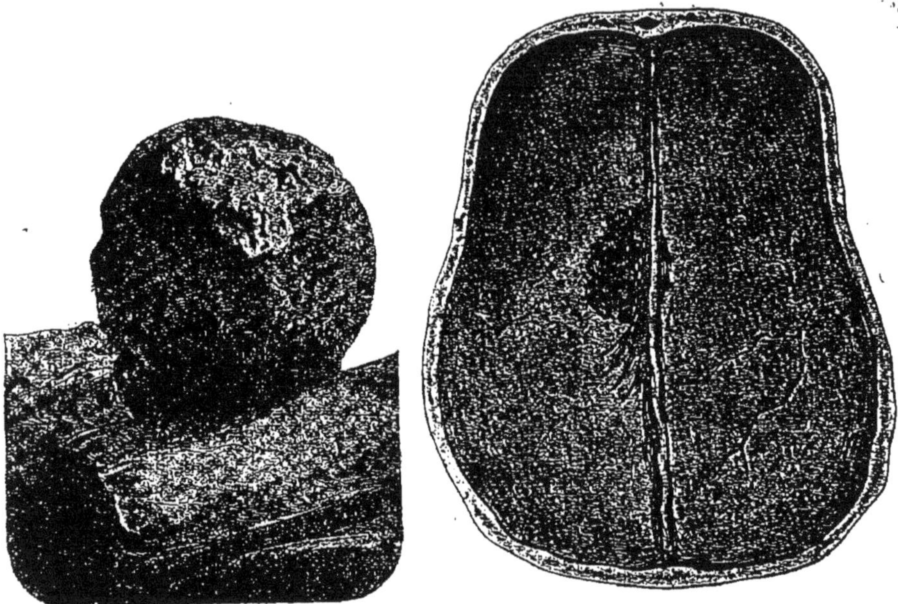

Fig. 1. — Aspect extérieur.

Fig. 2. — Calotte crânienne.

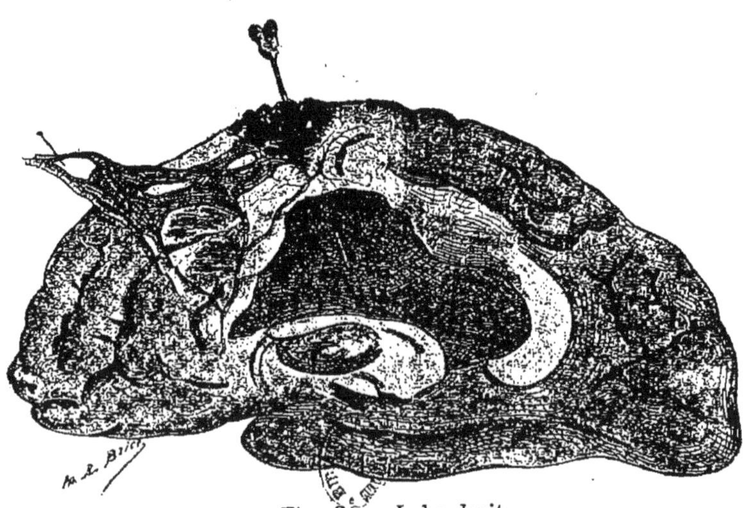

Fig. 3. — Lobe droit.

CONCLUSIONS

I. Les épithéliomas des téguments craniens peuvent perforer la voûte osseuse et se propager aux organes sous-jacents (méninges et cerveau.)

II. Tous les épithéliomas ne présentent pas des tendances égales à cette extension en profondeur.

Certains sont encapsulés et restent superficiels (obs. de Poncet.)

D'autres non encapsulés peuvent pendant des années rester stationnaires (cancroïdes.)

D'autres enfin s'étendent rapidement aux tissus sous-jacents.

III. Au point de vue de leur origine on constate que les épithéliomas provenant de la dégénérescence des loupes du cuir chevelu ont une marche plus lente et offrent (2 cas) plus rarement un processus térébrant; que les épithéliomas greffés sur les cicatrices ulcérées sont au contraire susceptibles d'une extension rapide en profondeur (5 cas.)

IV. On peut considérer :

1° Des symptômes communs aux épithéliomas en général.

2° Des symptômes dus à la perforation des os (battements cérébraux.)

Des symptômes déterminés par l'extension aux méninges et au cerveau.

On constatera alors, soit :

a) Absence de symptômes (obs. III, VIII, XII).

b) Symptômes généraux vagues (obs. II).

c) Symptômes généraux sans localisation possible (obs. V).

d) Symptômes avec localisations possibles : ce sont surtout des convulsions (obs. I, IV, XI) et des paralysies (cas inédit de l'obs. I où le siège de la lésion cérébrale a pu être diagnostiqué pendant la vie).

4° Des symptômes dus aux complications :

Abcès des méninges et du cerveau (température).
Hémorragies intra-craniennes (phénomènes de
    compression).

V. Le diagnostic de l'extension de la tumeur est déterminé par l'observation de la perforation et l'existence de symptômes cérébraux. Néanmoins il y a lieu de faire quelques réserves (obs. de Pousson, 1889).

VI. Ce sont des épithéliomas pavimenteux lobulés. On constate, comme lésions de voisinage, au niveau de l'os la raréfaction du tissu osseux ; au niveau des méninges leur épaississement et leur vascularisation ; en cas d'extension au cerveau l'adhérence des méninges à la substance cérébrale ;

Au niveau du cerveau, la dégénérescence granulograisseuse des éléments voisins du néoplasme.

VII. Le traitement est suivant les cas curatif ou palliatif.

Il sera curatif toutes les fois que l'état général du malade, l'absence de généralisation, le peu d'étendue du néoplasme, la possibilité d'une autoplastie protectrice le permettront. La propagation du néoplasme au cerveau n'est pas une contre-indication (obs. XII.) L'ablation des tissus envahis sera complète.

Le traitement palliatif aura pour but la propreté locale et l'atténuation des douleurs.

BIBLIOGRAPHIE

Auché. — Journal de Médecine de Bordeaux, 12 septembre 1886.

Berbez. — Epilepsie Jacksonnienne (Gazette des hôpitaux, 1888).

Berlet. — Union médicale, 1856.

Braquehaye. — *In* thèse de Poret, 1898.

Braun. — Arch. f. klin. Chir., XLV, I,

Chipaut. — Chirurgie du système nerveux, t. Ier.

Cornil. — Art. CANCER du Dictionnaire encyclopédique des Sciences médicales.

Decressac. — Thèse de Paris, 1890.

Deny et Exchaguet. — De la forcipressure, 1875, p. 47.

Dolbeau. — Gazette des hôpitaux, 1863.

Forgues et Reclus. — Thérapeutique chirurgicale, t. II, p. 52.

Henck. — Berliner klin. Wochenschrift, 1882, p. 249.

Heurtaux. — J. de Méd. de l'Ouest, Nantes, 1882, XVI, p. 144, 147.

Horsley. — Brit. med. journal, 20 octob. 1886, 27 avril 1887.

— Communication au Congrès de chirurgie de Washington, 1888

Jauzion. — Thèse de Paris, 1876.

Kronlein. — Corresp.Blatt.fur Schweit.Aertze,n° 46,15 août 1889.

Langenbeck. — Verhandlung der deustchen Gesellchaft für Chirurgie, 1881, X⁰ Congrès, L. I. p, 16.

Lépine. — Thèse d'agrégation, 1875.

Lucas-Championnière. — Etude historique et clinique sur la trépanation du crâne.

Mercier-Valenton. — Th. de Paris. 1881.

Mac Ewen. — The Lancet, 1885.

Lossen. — Arch. für klin. Chirurgie, Bd,, 23, p. 227.

Péan. — Leçons de clinique chirurgicale, 1876, t. I, p. 352.
—   —   —   —   t. I, p. 328.

Poncet. — Revue de chirurgie. Note sur un cas de tumeurs confluentes multiples du cuir chevelu.

Poret. — Thèse de Lyon, 1893.

Pousson. — B. Société chirurgie, juillet 1889.

Richet. — Union médicale, 1875.

Seguin. — American journal, 1888.

Fred. A. Smith. — The Lancet, 14 septembre 1894.

Terrier. — Bulletin de l'Académie de médecine, 1891, p. 84.

Thibierge. — Société française de dermatologie, 1894.

R. Tripier. — Art. Loupe. Dict. encyclopédique des sciences médicales.

Weir. — American journal, 1888.

TABLE

Introduction 5
Chapitre premier . . . . , ... 7
    Généralités 7
    De la tendance que présentent les épithéliomas de la
        région à se propager aux organes sous-jacents. . 8
Chapitre II. — Historique. 12
Chapitre III. — Etiologie 14
Chapitre IV. — Symptomatologie 18
Chapitre V. — Diagnostic et pronostic 27
Chapitre VI. — Anatomie pathologique 29
Chapitre VII. — Traitement 32
Observations 40
    1º Rollet. Inédite 40
    2º Personnelle. Inédite. 46
    3º Terrier. 48
    4º Le Fort 56
    5º Auché 59
    6º Kœnig 62
    7º Nobiling 63
    8º Czerny. 63
    9º Thiersch 64
    10º Langenbeck 65
    11º Kronlein 67
    12º Braun 68
    Figures de l'observation I. 73
Conclusions 75
Bibliographie 78

Lyon. — Imp. Pitrat Aîné, A. Rey Successeur, 4, rue Gentil — 11493